JN120760

ヘルスプロモーションの

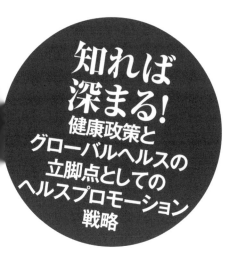

知れば
深まる!
健康政策と
グローバルヘルスの
立脚点としての
ヘルスプロモーション
戦略

原点回帰

順天堂大学国際教養学部
グローバルヘルスサービス領域教授・湯浅資之

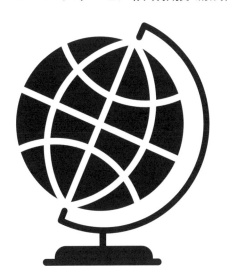

ライフ出版社

推薦のことば

順天堂大学名誉教授

日本ヘルスプロモーション学会会長

日本HPH（Health Promoting Hospitals and Health Services）

ネットワークCEO

島内憲夫

　本書は長年、プライマリヘルスケアとヘルスプロモーションに携わって来られた著者による、世界的な視野から新たな地平を拓いた意欲的な書籍である。

　構成は、第1章「ヘルスプロモーションの双方向モデル」、第2章「ヘルスプロモーションの自律的制御モデル」、第3章「ヘルスプロモーションの因果律モデル」、第4章「ヘルスプロモーションの持続可能な健康指向型社会モデル」、第5章「ヘルスプロモーションの空観モデル」、第6章「近未来におけるヘルスプロモーションの展開」からなる。

　詳細は、本文をお目通しいただくとして、私の視点からいくつか重要な諸点について、コメントしたい。

　まず、本書を読むことによって、21世紀の2つの健康戦略であるプライマリヘルスケアとヘルスプロモーション―湯浅先生はコインの表裏と比喩しているが―の両者の相違が明らかになるだろう。

　医師である湯浅先生が、自らの専門分野である保健医療分野を超えたプライマリヘルスケアとヘルスプロモーションの虜になったのはある意味、必然だ。それは、湯浅先生が幅広く奥深い健康分野に対する見識をお持ちだからだ。私が翻訳した「ヘルスプロモーションに関するオタワ憲章」に心が動かされたのは、先を見通す力（見識）があったからだと推察する。既存の知識と技術に拘っている方、もともとプライマリヘルスケアやヘルスプロモーションのような考えを持っていない方には、まったく理解できなかったのではないだろうか。

湯浅先生は冒頭で、「1990年代初頭、順天堂大学の島内憲夫先生により、世界保健機関（WHO）のヘルスプロモーションがはじめてわが国に紹介されました。早速、島内先生の著書を読み、当時の私たち公衆衛生従事者が現場で試行錯誤の上に求め続けていた活動こそがヘルスプロモーションというアプローチだと知ったときの興奮は、今も忘れられません」と回顧されている。私も、医師で保健所長だった湯浅先生から、北海道公衆衛生学会の自由集会で講演を依頼されたとき、正直、ヘルスプロモーションを理解できる医師がいるのか、と心強く思ったことを今でも覚えている。

　なぜなら当時、WHOヨーロッパ地域事務局のイローナ・キックブッシュ博士が「これからの時代は医師ではない！ 保健医療の中心は医師ではなく、患者・市民である」と口酸っぱく語っていたからである。

　医師を中心とした保健医療従事者は、自分の存在理由が確保できるので、プライマリヘルスケアの考え方が落ち着く半面、医師以外の人々を中心としたヘルスプロモーションの考え方は、保健医療を超えた（Beyond health care）ところに地歩があるので、落ち着かないものだ。大変穿った見方かもしれないが、保健医療分野での主導権争いがしばしば垣間見られるのは、そのためだ。医師は、医師の権威からして常に中心でなければ、落ち着かないのかもしれない。保健医療従事者はコ・メディカル（co-medical、和製英語。正しくはパラ・メディカルPara Medical）と呼ばれているが、医師が中心なので、その他の保健医療従事者は「co-」と表記されてしまっている。

　ともあれ、プライマリヘルスケアとヘルスプロモーションは、すべての健康政策の基本型であり、車の両輪をなす21世紀の健康戦略なのである。

　湯浅先生が考察しているように、私も「日本はヘルスプロモーションの先進国だ」と考えている。本書でも、「農民とともに」を実践した佐久総合病院物語と「生命行政」を掲げた旧沢内村物語が、その事例として取り上げられている。医師を中心とした保健医療従事者は自分の地歩を確保でき、プライマリヘルスケアの考えが落ち着くので、「保健の社会化」に貢献できる。ヘルスプロモーションは、保健医療を超えたところに地歩があるので落ち着かないが、「社会の保健化」に貢献できる。このような意味合いから、

プライマリヘルスケアとヘルスプロモーションは、すべての健康政策の基本型であり、ユニバーサルヘルスカバレッジ、ヘルスインオールポリシーズなどその後に生み出されたさまざまな政策も、どちらかの戦略の読み替えに過ぎない、と湯浅先生は考えたに違いない。

　湯浅先生の思考・構想の根底（真髄）をなす重要な問題提起が、第3章「ヘルスプロモーションの因果律モデル」だ。「バンコク憲章で「健康の決定要因をコントロールする」という文言が加わったおかげで、ヘルスプロモーションの定義がより明確になりました。この決定要因を「原因」とすれば、健康は「結果」という関係になります。すなわち、ヘルスプロモーションとは、原因が結果を導くという「因果律」を健康科学に適用した戦略と読み解くことができます」。こう指摘されているように、すべての科学の根本原理である「因果律」を創始した仏陀をヘルスプロモーションの創始者と位置づけたところに、ほかの研究者には見られない湯浅先生ならではの特徴がある。

　第5章「ヘルスプロモーションの空観モデル」は、必見である。ここで湯浅先生は、次のように私見を述べている。「ここまで眺めてきたので、いよいよヘルスプロモーションとスピリチュアルヘルスとの関わりについて、考察してみましょう。本章では、人生の目的や意味づけ、生き方の自己選択を問うスピリチュアルヘルスを向上させることが健康の上位に来る「より良く生きること／幸福」につながる必須の前提条件であるとの考え方から、スピリチュアルヘルス向上のための方策について検討してきました。まとめると、次の3つの方策があるのではないかと考えます」とし、第1の方策として「健康の決定要因である因果律モデルの再考」、第2の方策として「ヘルスプロモーションに本来あるポジティブな決定要因、サリュタリー要因に介入し、人生の意味や生き方を選択するスピリチュアルヘルスを向上させること」の重要性、そして第3の方策として「より良く生きるだけではなく、より良く逝くためのスピリチュアルヘルスの向上に欠かせないこととして、個々人が自分で人生に意味づけを与え、生き方を自己選択すること」の重要性について指摘している。

　本書の「はじめに」で湯浅先生は、高杉晋作について論じている。実は

私も、彼が日本で最初のヘルスプロモーション戦略を用いた武将だと思っていた。そのため、高杉が取り上げられていたことに驚きを隠せなかった。武士だけでなく、百姓とともに敵と戦う高杉の姿は、まさに保健医療従事者だけでなく、患者・市民とともに病魔と闘うbeyond heath careと重なるものがある。湯浅先生と私には、何か似たような思考があるのだろう。

　ともあれ、本書を読破されると、国際保健にも長く携わってきた湯浅先生の思いや願いの真髄に触れるとともに、その虜にもなり、ヘルスプロモーションの原点に回帰することがきっとできるはずである。

はじめに

ヘルスプロモーションの本質は科学の大原則である「因果律」

　本書の目的は、ヘルスプロモーション（Health Promotion）の基本に立ち戻り、すなわち、原点回帰をして、その本質をより深く理解しようとすることにあります。

　ヘルスプロモーションとは、WHO（世界保健機関）の定義によると、以下のようになります。

　「Health promotion is the process of enabling people to increase control over their health and its determinants, and thereby improve their health（ヘルスプロモーションとは、人々が自らの健康とその決定要因をコントロールし、改善することができるプロセスである）」

　英文でたった22語の定義の中には、実に深い人類の叡智が隠されているといっても過言ではなく、この意味するところは、読者の予想をはるかに超えて、実に広大でかつ深遠なのです。

　みなさんは、「オッカムの剃刀」という言葉をご存知でしょうか。剃刀で無駄な仮定や説明をそぎ落とすように、ある事柄を説明するには、できるだけ少ない原理だけを用いよ、という科学の不文律を意味する言葉です。単純な原理ほど奥深く、美しいものはありません。多くの科学者は、そう考えています。その点でヘルスプロモーションは、「オッカムの剃刀」の究極の好事例だと思います。

　健康づくりはもとより、保健医療福祉の分野において、今日ではヘルスプロモーションは馴染みの概念であり、健康政策の重要な一つとして、すっかり定着しています。ヘルスプロモーションの成立の経緯は複数あり、したがってヘルスプロモーションの定義も一つではありません。本書で扱うヘルスプロモーションは、WHOのオタワ憲章とバンコク憲章で提示さ

れたものに限定して議論を進めます。

　保健医療等の従事者ならば、誰もが知るヘルスプロモーションではありますが、これを説明せよ、と改まって問われると、どのように説明して良いのかと困惑し、立ち往生する人も少なくありません。なぜなのでしょうか。その定義から見ても、ヘルスプロモーションの原理は実にシンプルですが、ヘルスプロモーションから派生することが余りに広く、深過ぎるから、説明に窮してしまうのではないでしょうか。

　WHOの定義を改めて眺めてみると、「ヘルスプロモーションとは、人々が自らの健康とその決定要因をコントロールし、改善することができるプロセスである」とあります。健康や疾病を「結果」とするなら、健康の決定要因とは「原因」を意味します。つまり、ヘルスプロモーションとは、原因となる決定要因をコントロールすることにより、結果としての健康を増進したり、疾病を予防したりするプロセス、ということになります。

　すべての事象（結果）は必ず原因から生じる、という良く知られた法則を「因果律」といいます。ヘルスプロモーションの本質をひと言で表すとすれば、あらゆる科学の大原則である「因果律」を健康科学に適用したものとなり、実はこれこそがヘルスプロモーションにほかなりません。いってしまえば、ただそれだけのことなのですが、ここにこそ驚きのヘルスプロモーションのエッセンスが隠されています。

　WHOの定義は、前述の通り、短いものです。しかしそこから、さまざまな健康に関する戦略や指針、果ては多様な関連概念が派生するのは一体、なぜなのでしょうか。その理由は、簡単です。今述べたように、ヘルスプロモーションが因果律そのものだからです。というと、「因果律がそんなに意味深いものであるとは思えない」という声が聞こえてきそうです。確かに一見すると、「原因⇒結果」に過ぎませんから、そのように見えるのかもしれません。

　ところでみなさんは、仏教の基本原理が因果律であることをご存知でしょうか。仏教では、因果律を「縁起」と呼んでいますが、それが指す内容はほぼ同じであると考えて差し支えありません。仏教の開祖である仏陀が菩提樹の下で悟ったのも、この因果律であったといわれています。仏陀

は実は、因果律ただそれだけを悟ったのでした。詳細は後述することにしますが、仏陀の教えが因果律を出発点とし、実に多くの経典に記され、そして多様な宗派が派生していったとする仏教の歴史を顧みても、因果律の驚異的な広大さや深さを理解することができるはずです。

それと同じように、因果律に由来するヘルスプロモーションの驚異的な広さと奥深さを、本書において明らかにしたいと思います。

ヘルスプロモーションの多様な「顔」を整理した5つのモデル

公衆衛生の専門家としての道を歩んできた私の経験の中でも、この因果律は少しずつ大きな絵になっていきました。

私が医学部生であった頃、医療こそが人々の健康を左右する最も大きな決定要因である、と教えられました。しかし、大学を卒業後、公衆衛生の道を選択し、地方の保健所に勤務する傍ら、保健師らとともに地域診断を行い、住民参加による市町村保健計画策定に走り回る、といった現場での経験を通して、健康の決定要因は、医療だけではなく、生活習慣も大きな位置を占めている、ということを知りました。

そしてその後、日本の地域保健から国際保健へと転身し、最初の赴任国・フィリピンでエイズ対策と母子保健対策に従事した際に、貧困な生活環境が人々の健康に非常に大きな影響を与えている、という現実を目の当たりにし、健康の決定要因に、医療や生活習慣のほかに、生活環境が加わりました。さらに、国際保健の専門家として、アジアやアフリカなど数多くの低中所得国(本書では先進国、途上国という用語は使わず、世界銀行の区分にもとづく高所得国、低中所得国という言葉を使用します)を歴訪することになり、新たな健康の決定要因と対峙することになりました。その中でも、3年間を過ごした世界最大級の格差社会の国であるブラジルでは、人種や教育、経済状況といった社会的決定要因が健康ととても密接な関係にあることを改めて実感させられました。その結果、私の因果律には、この社会的決定要因が追加されたのでした。

弘法大師が開祖である密教には、世界や宇宙を一枚の絵にした曼荼羅と

いう絵が存在しますが、多様な実体験を積んだ私の健康の因果律には、こうした経験を踏まえ、医療のほかに多くの要因が健康を支えていることを示す曼荼羅絵が描かれるようになりました。つまり、健康の曼陀羅絵にパーツを一つずつ加えてきた歩みこそ、私自身のヘルスプロモーションを広く深く理解するプロセスだったといえるのです。

　私は、このような学びや経験を５つのモデルに整理しました。エアルプ（JA. Earp）らが「モデルは経験上得られた知見からだけでなく複数の理論によって描かれる」と指摘したように、私が描く５つのモデルの多くは、経験から得られた知見と、主に考証学的手法にもとづく論理的考察から得られた知見をベースとしています。そして、これらのモデルは、ヘルスプロモーションの多様な側面を「顔」という形でメタファー（隠喩）している、と私は考えています。

　私が整理したまず最初のモデルは、「ヘルスプロモーションの双方向モデル」です。これは、WHOによる２つの基幹の健康戦略であるプライマリヘルスケア（Primary Health Care）とヘルスプロモーションの関係性を示したものです。異なるものと思われがちな両戦略ですが、驚くことに両者はコインの裏表のような相互関係にあることがわかりました。これは、ヘルスプロモーションの「理念の顔」を表している、といえます。

　次のモデルは、「ヘルスプロモーションの自律的制御モデル」です。こちらは、ヘルスプロモーションが重視する自己決定にもとづき、５つのキャピタル（資本）や保健システムといった資源を利用しながら、当事者による主体的保健活動をイメージ化したモデルです。このモデルを使えば、さまざまな保健関連のプランを構築することができます。そのためこのモデルは、ヘルスプロモーションの「実践の顔」を表現している、といえます。

　３つ目のモデルは、冒頭で示したWHOの定義に則った「ヘルスプロモーションの因果律モデル」です。これは、最も基本となるモデルで、本戦略が持つ「科学の顔」を示しています。

　４つ目のモデルは、世界的に進められている持続可能な開発目標（SDGs）とヘルスプロモーションのつながりを取り上げたものです。今日の世界にあってSDGsは最優先すべき人類共通の課題であり、今後は環境

問題にヘルスプロモーションは積極的に取り組んでいくことが強く求められます。その意味で本モデルは、ヘルスプロモーションの「政策の顔」である、と思います。

　これら４つのモデルは、筆者が以前から学術誌等に発表してきた論文等を本書のために再構成して書き直したものをベースにつくったものです。

　最後の５つ目のモデルは、究極のテーマである「より良く生きること」、あるいは「幸せであること」とヘルスプロモーションの関わりを、WHOによるスピリチュアルヘルス（spiritual health）の概念を取り上げながら整理したモデルで、学際的な知見を総動員して考察を試み、本書のために新たに書き下ろしたものです。スピリチュアルヘルスとは、生きる意味や目的を知り、生き方を自己選択できる健康の一つであり、より良く生きることや幸福に深い関わりを持っています。このモデルは、先の４つのモデルとはまったく趣を異にした私見にもとづくものであり、人類で最初に因果律を発見した仏陀の思想からヒントを得て、「ヘルスプロモーションの空観モデル」と命名しました。そして、ヘルスプロモーションの「スピリチュアルな顔」と位置づけました。物理学、心理学、脳科学、宗教学、論理学などあらゆる学問領域を横断的につなぎ合わせて構築しています。

ヘルスプロモーションにもとづく近未来・次世代の地域創造を!

　本書で紹介するこれらの５つのモデルは、あくまでも考え方を理解しやすいように描いたもので、詳細が重要というわけではありません。

　私のモデルはいわば、ヒューリスティックに近いものといえます。ヒューリスティック（heuristics）とは心理学用語で、精度は高いとは言えないけれど、理解が困難な事柄に対し、おおよその答えを見つけるための方法のことです。したがって、考え方や見方の整理の一助として捉えていただき、何よりもモデルをご覧になり、ヘルスプロモーションは富士の裾野の如く広く、その山裾に広がる日本一深度のある駿河湾の如く深い、ということを堪能していただれば幸いです。

　それが、私が30年かかって得たヘルスプロモーションに対する率直な印

象です。感傷的に述べているわけではなく、客観的にいえる事実で、本書をご覧になれば、その意味することに同意していただけるはずです。

　本書の最終章では、整理した5つのモデルをベースに、これからのヘルスプロモーション像を私なりに描いてみました。まずは、昨今の公衆衛生的な課題を新しい視点からどのように捉えるべきか、基本となる考え方を整理し、次に健康づくりや介護予防などを既存のシステムに統合していく政策の方向性について検討しています。そして最後に、ヘルスプロモーションにもとづく近未来・次世代の地域創造における具体策のシナリオについて、述べました。

　明治維新の先駆けをつくった異端児として名高い高杉晋作が結核を患い、夢多き多感な短い生涯を閉じたことは、あまりに有名です。彼は、その死の床で、次の句を詠みました。

　　おもしろき　ことも無き世を　おもしろく

　高杉のこの辞世の句は、人生を存分に楽しもうとした彼らしい破天荒な人生を見事にいい得ているように感じられます。読者の中に、日々のルーチンワーク化したヘルスプロモーション活動に面白さを感じられなくなった人がいたら、この句を是非思い出してください。そして、ヘルスプロモーション活動を楽しく面白いものにしていただきたいと思います。それだけの魅力がヘルスプロモーションには、あるはずです。本書が少しでもその実証の手助けとなることを祈ってやみません。

　本書を介して、ヘルスプロモーションの原点へ回帰し、その裏舞台に隠された面白いカラクリを発見してください。もし、ヘルスプロモーションの広さと奥深さを再発見し、日々の活動をより楽しく魅力的でやりがいのある活動になるように見直すことができたなら、本書の目的は達成されたことになるのだと思います。

順天堂大学国際教養学部グルーバルヘルスサービス領域教授

湯浅資之

もくじ

会的健康を享受できる

第3章
ヘルスプロモーションの因果律モデル

第4章

ヘルスプロモーションの持続可能な
健康指向型社会モデル

SDGs時代におけるヘルスプロモーションを考える

第5章

ヘルスプロモーションの空観モデル

健康が果たして最終的な目標なのか、という疑問／スピリチュアルヘルス実現のためのヘルスプロモーションとは⁉

第6章

近未来におけるヘルスプロモーションの展開

不確実性を前提としつつ、明日のヘルスプロモーションの姿を考える

た姿

おわりに

引用文献

著者略歴

第1章

ヘルスプロモーションの双方向モデル

　ヘルスプロモーションの広さを実感してもらうために、最初に類似の戦略との対比から論を進めることにしましょう。

　本章では、もう一つの大きな世界的な健康戦略であるプライマリヘルスケアを取り上げ、ヘルスプロモーションとプライマリヘルスケアの共通点を検討し、その後、両者の相違点を考察してみます。このような検討の末、両戦略が保健（ヘルス）と社会を結ぶ双方向的な関係性にあることを見出すことができました。すなわち、プライマリヘルスケアの背後にヘルスプロモーションがあり、ヘルスプロモーションの背後にプライマリヘルスケアがある、というコインの裏表のような相互関係があることがわかったのです。これを「ヘルスプロモーションの双方向モデル」と命名しました。いい換えれば、ヘルスプロモーションの「理念の顔」といえ、そこには両戦略がそれぞれ誕生したときの歴史的意義が凝縮されています。

　本章では、双方向的な構図の背後にある戦略の奥深さを堪能することから話をはじめることにしましょう。

1. プライマリヘルスケアとヘルスプロモーションの違い

国内外の現場で感じた違和感

　冒頭から私事で恐縮ですが、大学を卒業した私は、公衆衛生の道へ進むことを決意し、地方の保健所に勤務しはじめました。旧保健所法がまだあった当時、今とは違い、保健所長たる者は地域保健のほとんどあらゆる活動をすることが認められており、若くして保健所長となった私は管轄町とともに、さまざまな活動を手掛け、充実した時間を過ごしていました。

　当時、公衆衛生活動が活発であった先進地の一つである島根県を保健婦（当時）らとともに訪問し、市町村保健計画の立案が事業の中核に位置づけ

られていることを学びました。わが管内に戻り、保健所と町役場の協働による住民参加型保健計画の立案を加速させました。

そんな矢先の1990年代初頭、順天堂大学の島内憲夫先生により、世界保健機関（WHO）のヘルスプロモーションがはじめてわが国に紹介されました。早速、島内先生の著書を読み、当時の私たち公衆衛生従事者が現場で試行錯誤の中で求め続けていた活動こそがヘルスプロモーションというアプローチだと知ったときの興奮は、今でも忘れられません。近視眼的に国や都道府県から降ろされてくる事業の遂行しか念頭になかった従来の姿勢から、保健計画の立案プロセスを通して、生活や地域を把握しようとする公衆衛生の原点へ立ち戻ることを当時の私たちは、無意識のうちに追求していたのでしょう。だからこそ、環境、経済、教育など、健康の社会的決定要因を含む、広い視野から健康向上を目指そうとするヘルスプロモーションを絶大なる支持をもって迎え入れることができたのだ、と思います。

こうして保健所の仕事に充実感を覚えていた私ではありましたが、学生時代にスタディツアーとして訪れたバングラデシュでの経験が忘れがたく、やがて保健所を辞め、国際協力の道へ転向することにしました。

最初の派遣国・フィリピンでは、国際協力事業団（JICA。当時）の母子保健プロジェクトに日本側の責任者として関わることになりました。このプロジェクトでは、医療従事者による母子に対するヘルスケアの質を改善させる、住民参加による地域活動を促進する、リプロダクティブヘルスケアに関する意識を向上させる、NGOを支援するなど、実に多彩な活動が展開されていました。その活動理念の中心は、WHOが1978年にアルマアタ宣言により提唱されたプライマリヘルスケアでした。

そんな中、私にはある漠然とした疑問が頭の中に浮かびはじめていました。日本の保健所で実践してきたヘルスプロモーション事業とフィリピンの農村で展開されているプライマリヘルスケア事業は、同じような活動であるのに、一方は「ヘルスプロモーション」と呼ばれ、他方は「プライマリヘルスケア」と呼ばれており、それは一体なぜなのだろうか、という疑問でした。日本の地域保健では、ヘルスプロモーションが華やかに論議されていたのに、それとは異なり、当時の国際保健従事者の関心事はあくま

でプライマリヘルスケアであって、ヘルスプロモーションが話題となることは極めて稀でした。国際保健といえども、低中所得国の地域保健に変わりはない、と考えていた私にとって、同じ公衆衛生の中で両者が棲み分けられていることに違和感を禁じ得ませんでした。

両者の相違を論じている論文は皆無

そこで、両者の本質的違いはどこにあるのか、と過去の文献を調べてみることにしました。

ところが、驚いたことに世界的に見て、両者の相違を論じている論文は皆無であり、両者の関係を説明している文書すらないことがわかったのでした。唯一、ヘルスプロモーションを提唱したオタワ憲章の序文に「ヘルスプロモーションの国際会議はプライマリヘルスケアの進歩の上に築かれたものである」との記述があるのみでした。

両者の違いについて、高所得国である日本の経験と低中所得国での活動の経験を有した私だけが気づいた疑問なのであろうか、実際にはどうでも良い些細で観念的な相違に過ぎないのであろうか、と自問自答を繰り返すうち、尽きない思いに駆られるようになりました。

そこで私は、原典である「アルマアタ宣言」と「オタワ憲章」に立ち戻り、両戦略を構成する下位概念を逐次、比較しながら、両者の違いを考察し、論文にまとめてみることにしました。

当時は一般的に、社会・経済基盤の弱い低中所得国における保健活動を支えている健康戦略がプライマリヘルスケアで、社会・経済基盤が整備され市民社会が成熟した高所得国のそれはヘルスプロモーションである、と考えられていました。事実、プライマリヘルスケアは、低中所得国のニーズに焦点を当てた問題意識に由来して立案されていましたし、ヘルスプロモーションは、ヨーロッパにおける健康教育の概念の効用と限界を検討する過程から生まれました。こうした成立の経過だけを見ていると、同じ公衆衛生の戦略ではあっても、プライマリヘルスケアは低中所得国仕様であり、ヘルスプロモーションは高所得国向きであると思えてしまいます。

1990年代には実際、そのように考える専門家も数多くいました。そうした捉え方が支配的であったためか、両者が同じ土俵で議論されることもほとんどありませんでした。

　しかしながら今日では、そのようには考えられていません。現在では、わが国をはじめとした高所得国にもプライマリヘルスケアが重要ですし、ヘルスプロモーションの理念や方法は低中所得国でも十分に通用するとの理解が広がっています。

　とはいえ、両者の本質的な相違とは一体何であるのか、という疑問は相変わらずに残ります。

2. 両戦略の定義の検討

プライマリヘルスケアの定義

　そこで、アルマアタ宣言に見られるプライマリヘルスケアとオタワ憲章に見られるヘルスプロモーションの戦略構造を分析し、次いで両者の基本概念に関する比較を行ってみることにしました。

　まず、プライマリヘルスケアの定義を分析してみました。WHOと国連児童基金（ユニセフ）は、共同で発表したアルマアタ宣言の中で、プライマリヘルスケアを次のように定義づけました。

　「Primary health care is essential health care based on practical, scientifically sound and socially acceptable methods and technology made universally accessible to individuals and families in the community through their full participation and at a cost that the community and country can afford to maintain at every stage of their development in the spirit of self-reliance and self-determination」

　（プライマリヘルスケアとは、自助と自決の精神に則り、地域社会または国が、開発の程度に応じて負担可能な費用の範囲内で、地域社会の個人または家族の十分な参加によって、彼らが普遍的に利用できる実用的で科学的に適正で、かつ社会的に受け入れられる手順と技術に基づいた欠くこと

のできないヘルスケアのことである）〈訳＝斎藤勲氏〉

　国連機関がしばしば提唱する概念の定義に良く見られることなのですが、この定義においてもキーワードがふんだんに盛り込まれ、一読してその意味を理解するのが困難なくらい重過ぎる文言です。私の解説は後述しますが、要するに、プライマリヘルスケアとは、地域参加・住民参加、適正技術の導入、地域で入手可能な資源の優先利用を原則とするヘルスケアのことだとしています。この健康アプローチが画期的であったのは、原則が徹底して地域レベルに見合った現場重視の基本姿勢を鮮明にしている点でした。それに加え、関連領域との協力や連携、既存組織や施設との協力関係を強調した点も、新規性のあるものでした。

　WHOとユニセフから出された報告書では、プライマリヘルスケアによるアプローチがあらゆる社会経済問題を医学の視点から検討するものであるということと、プライマリヘルスケアの活動であっても保健セクターの範囲を超える活動が必要であるということが指摘されました。さらに、その実施計画の策定に地方分権下での地域の主体的な参加を求めるなど、当時としては革新的な内容を包含していました。

　プライマリヘルスケアは、健康増進、予防、治療、リハビリテーション、ヘルスケアサービスの実施など、地域社会における主要な保健問題を対象としており、栄養改善、母子保健、予防接種、水供給と環境衛生など、8項目にわたる具体的保健分野をその必須領域として挙げています。また、アルマアタ宣言の本文には、訓練された村落保健ボランティアが地域から選ばれ、地域に住み、人々の信頼を得て、地域でまかない得る費用と技術（これを「適正技術（appropriate technology）」または「中間技術（intermediate technology）」と呼びます）を用いて地域のヘルスニーズに応えるとき、プライマリヘルスケアは最も効果的に機能する、と述べられていて、保健活動の理想的な具体例も描写されています。

　とはいっても、国際保健の現場経験がないと、プライマリヘルスケアをイメージすることは、容易なことではないように思います。私自身も、フィリピンの村落で展開されている活動を実際に見るまで、プライマリヘルスケアをほとんど理解してはいませんでした。

ヘルスプロモーションの定義

　次に、ヘルスプロモーションの定義を分析してみましょう。

　WHOのバンコク憲章からその定義をもう一度見てみると、そこには「ヘルスプロモーションとは、人々が自らの健康とその決定要因をコントロールし、健康を改善することができるようになるプロセスである」と記されています。

　かつて、プライマリヘルスケアが「一次医療」と翻訳されて誤解を招いたように、ヘルスプロモーションも「健康増進」と解釈されてしまい、真の意味が誤って理解されてきたきらいがありました。しかし、この定義からも読み取れるように、ヘルスプロモーションは単なる健康増進を意味するものではありません。その成立の起源を溯れば、定義が意味する包括的な健康戦略である理由が見出せます。

　ヘルスプロモーションの発案に影響を与えたとされるカナダの保健福祉大臣であったマルク・ラロンド（M. Larondo）が指摘したように、健康を規定する要因には、ヘルスケアサービスだけではなく、生物学的要因、環境、生活習慣も含まれており、それゆえヘルスプロモーションはヘルスケアの範囲を超えるものといえます。

　また、ヘルスプロモーションの育ての親とされる当時、WHOヨーロッパ地域事務局課長であったイローナ・キックブッシュ（I. Kickbusch）は当初、ヘルスプロモーションを健康教育の中で、健康づくりという狭義の意味で扱っていたものの、検討の過程でやがて、健康教育的支援と環境的支援を併せ持つ広い概念としてヘルスプロモーションを捉えるようになったそうで、その結果は、オタワ憲章とそれに引き続くバンコク憲章で明示されたヘルスプロモーションの定義へと結実しています。

　つまり、ヘルスプロモーション戦略は2つの柱からなっている、と考えると理解しやすいと思います。

　それは、個人や地域の人々が健康的な行動や生活習慣をとることができるようになっていく「教育のプロセス」と、環境を個人や地域社会を健康を向上させやすい形態に整備していく「環境を整備するプロセス」の2つ

です。キックブッシュらは、これがヘルスプロモーションであると考えたのでした。

行動の持続を促す環境整備がその肝

オタワ憲章には、ヘルスプロモーションを推進する「５つの活動」が挙げられています。

すなわち、①地域活動の強化、②個人技術の開発、③健康的な公共政策づくり、④健康を支持する環境づくり、そして⑤ヘルスサービスの刷新の５つです。

この５つの活動を前述の２つのプロセスに分類してみましょう。

まず、人々が健康を指向する能力を高める「教育のプロセス」には、コミュニティのエンパワーメントを進める「①地域活動の強化」と、健康教育やライフスキルの強化による「②個人技術の開発」が含まれます。ライフスキル（Life Skill）という言葉は、WHOにより提唱された概念で、日常生活で生じるさまざまな問題に対し、建設的かつ適応的に対処するために必要な能力と定義されています。生活技術と訳されることもありますが、ライフスキルとそのままで使用するのが一般的です。類似した概念として文部科学省の「生きる力」があります。

次に、健康を支援する「環境を整備するプロセス」に分類することができるのは、保健部門やそれ以外のあらゆる分野で立法、財政、税制、組織変革などの健康づくりを促進させる政策をつくるという「③健康的な公共政策づくり」、生活、労働、余暇、自然環境の場で健康づくりを促す「④健康を支持する環境づくり」、ヘルスサービスを医療だけではなく、健康づくりなどの予防活動もできるように整備する「⑤ヘルスサービスの刷新」です。

オタワ憲章では、こうした２つのプロセスの活動を社会のあらゆる分野へ何度も唱え続ける「唱道」を行い、人々の健康を指向する潜在的可能性を最大限引き出せるために「能力を付与」し、すべての関係者や関係機関の間の「調停」を行うことによって、ヘルスプロモーションは実現できる、

と主張しています。

　要するに、ヘルスプロモーションの最大の関心は、人々が健康的に行動を変えられる能力を強化することにあり、他人任せにするのではなく、当事者をその気にさせることを大切にしているのです。

　その気になって行動が起こせて、その行動が持続するために政策や環境を整備しようとする——これが、ヘルスプロモーションが考えていることなのです。

3. 両戦略による基本概念の認識

両戦略における「健康」と「平和」の捉え方

　定義がわかったところで、プライマリヘルスケアを提唱したアルマアタ宣言と、ヘルスプロモーションを提唱したオタワ憲章について、詳細に検討してみましょう。

　まず、両戦略の「健康」の捉え方について、比較してみます。プライマリヘルスケアでは、健康とは基本的人権であり、社会的、経済的、生産的な生活を送る上で必要なものという認識を示していました。一方、ヘルスプロモーションでは、健康は生きる目的でなく、社会的、経済的、個人的発展のための資源であると認識していました。いずれも、健康は社会経済を発展させるための「資源」である、と捉えており、とくにヘルスプロモーションにおいては、健康を最も大切であると考える健康至上主義を否定している点が注目に値します。

　次に、「平和」に対する両者の立場について、見てみましょう。アルマアタ宣言では、プライマリヘルスケアが独立、平和、緊張緩和、軍縮に必要なことであり、健康が持続的な社会経済開発に不可欠で、より良い生活の質と世界平和に寄与できるとしていました。一方、オタワ憲章では、健康であるための前提として平和、居住、教育、食物、収入、安定した生態系、持続可能な諸資源、社会正義と公正が必要であるとして、健康は社会経済開発および個人の発展に重要であると指摘しています。

両者ともに、平和主義に立脚し、健康が社会経済の発展に寄与することを確認していることが確認できます。

「住民参加」「能力開発」「他部門との関連性」の捉え方

さらに、「住民参加」や「能力開発」の点から両戦略を比較してみると、プライマリヘルスケアにおいては、人々はヘルスケアの企画と実施に参加する権利と義務を有すると指摘した上で、自助と自決の精神に則り、地域社会の個人または家族が参加する活動が大切である、ということが定義として謳われていました。また、適切な教育を通して、地域住民がプライマリヘルスケアの活動に参加できる能力を強化していくべきである、とも強調されています。

一方、ヘルスプロモーションではどうでしょうか。ヘルスプロモーションにおいても同様に、主体的にその活動に参加できるように個人の技術や地域活動を強化することにより、コミュニティと個人をエンパワーしていくべきであるということが求められていました。

両者の活動はともに、個人、家族、地域社会の参加を大前提としており、参加のための能力開発を重視していることがわかります。

そして最後に、「保健部門以外のセクターとの関連性」について比較してみます。アルマアタ宣言では、保健部門に加え、国および地域社会の開発、とくに農業、畜産養殖、食料、工業、教育、住宅、公共事業、通信、その他関連するすべての部門を巻き込み、調整することの重要性を指摘していました。一方のオタワ憲章では、保健部門のほか、すべての関係部門、すなわち政府、保健および社会経済部門、非行政組織やボランティア組織、地方自治体、産業、メディアの間を調停する、ということが述べられていました。

両戦略はともに、健康の増進には保健分野だけでは解決できないことがあると認識しており、その他のあらゆる関連分野との連携、調停が必要であるという点で一致していました。

4. 両戦略の共通点

社会的、政治的介入にまで踏み込んだ先駆的な健康戦略

　健康の定義、住民参加、保健以外のセクターとの関連などの多様な視点で、両戦略の基本概念には多くの共通点があることがわかりました。ここでは、とくに次の2点において共通した理念を持っていることを確認しておきましょう。

　共通点の第1点目は、両者はともに、ヘルスサービス提供という矮小な目的に焦点を当てているのではなく、健康に影響を及ぼす文化、社会、経済および政治という広範囲な領域への関与までも視野に入れているという点です。貧富の格差、情報へのアクセスの不平等、政治的意思の存在など、保健セクターを超えた要因への介入までも活動の中に取り込まなければ、今日の健康問題は解決できない、という認識が両者の根底にはあります。まさに、両者が健康改善のために社会的、政治的介入にまで踏み込んだ先駆的な健康戦略であるといえるのは、こうした理由からなのです。

　第2点目は、両者とも、健康の維持向上を決して個人へ責任転嫁せず、社会的、政治的責務に帰結させている点が共通しています。プライマリヘルスケアは、貧困者や社会的弱者の健康向上のために地域あるいは政府の責任を強調し、国家的保健システムへの統合の必要性を主張しています。一方、ヘルスプロモーションは、健康教育の押しつけによる個人介入への傾斜をやめ、むしろ地域社会の連帯により、個人が健康を指向できるように支援する環境を整備していくことの重要性を強調しています。これは、とくに留意したい点です。

　第1および第2の共通点から、健康は基本的人権であり、公正や社会正義および平和の基盤の上に成り立つものである、との確かな認識を見ることができます。両戦略とも、健康を入り口として、公正で社会正義のある平和な社会を実現したい、という目標が掲げられている点は、素晴らしいと思います。この二つの戦略が世界の健康指針の二大柱であるという理由もうなずけます。

両戦略の基本概念における認識にこのように実に多くの共通点があることに驚かされます。

　これは、オタワ憲章の序文にヘルスプロモーションがプライマリヘルスケアの進歩の上に築かれるものであるとまさに書かれていることであり、討議の過程で整合性が図られた結果なのだろうと思います。

敢えて両者の差異を探ってみたけれど…

　一方で、プリマリヘルスケアとヘルスプロモーションの両者に敢えて差異があるとすれば、どこにあるでしょうか。私は、向ける関心の対象が異なっているのではないだろうかと考えました。

　プライマリヘルスケアは、いまだに予防可能な感染症が猛威を振るい、多くの母と子が死亡している状況が続き、貧困に苦しむ低中所得国の健康問題への対応策を優先させることに関心が向いているように思えました。私が経験したフィリピンはまだそうした状況にあったので、プライマリヘルスケアが展開されていたのだと理解しました。

　一方、ヘルスプロモーションは、人々に能力を付与して健康を指向させる行動を支援する環境を整備するという、時間はかかるけれど、堅実な歩みに関心を向けているのではないか、と考えました。一刻を争う緊急性はないけれど、多様でより複雑化した高所得国の公衆衛生の問題を解決するには、人を変え、環境を変えるという根本的な対策が求められているからなのでしょう。さらに、健康に無関心な層をも活動に参加させる必要性もあるので、このような対策が求められるのでしょう。こうした需要とニーズの存在は、まさに日本の保健所勤務時代に直面したことでありました。しかし、良く考えてみると、ヘルスプロモーションのこのような戦略は、低中所得国にも必要なはずです。

　戦略の定義や基本概念に対する考え方を分析してみても、結局は両者の本質的な相違を見つけ出すことはできませんでした。相違点を見つけようと意気込んで分析をしてみたものの、結論はその共通点を焙り出しただけで終わってしまった、というのが私の感想です。

5. 両戦略の成立に与えた開発理念の時代的変遷

両戦略が誕生した時代の歴史的視点からの分析

　ここまでの方法では相違点が見えなかったので、今度は視点を変えて、なぜ両戦略が誕生したのだろうか、という歴史的視点から分析しようと考えました。成立の背景に時代的影響が反映されているはずであり、そこから本質的な相違点が見つかるかもしれない、と直感したからです。

　両戦略が提唱された時代には、世界にどのような流れがあったのか、まずは世界の開発の変遷を眺めてみましょう。

　自由、平等、解放といった18 〜 20世紀に確立された価値観に、戦後は民主主義と「開発」（英語でdevelopment）の2つが加わったといわれます。世界銀行は、1991年の『世界開発報告書』の中で、開発とはQOLを向上させることであり、その目標はより良い教育、高い水準の健康と栄養、少ない貧困状況、快適な環境、均等な機会、大きな個人の自由、豊かな文化的生活であると述べています。

　アメリカの開発経済学の第一人者であるマイケル・トダロ（M. Todaro）は、その著作『M.トダロの開発経済学』の中で、開発に関する3つの中核となる価値基準を挙げています。まず1つ目は、食糧、住居、保健、安全の確保という基本的ニーズや生活必需品の供給です。2つ目は、人間であるという自尊心です。そして3つ目は、隷属からの自由あるいは選択が可能であることです。彼は、開発の目的をこの3つの価値を保障することだと考えたのでした。

富める者がより裕福になれば、貧困者に滴り落ちると信じられた時代

　こうした開発に対する意見が、以前から存在していたわけではありません。過去70年間に開発に関する基本的考え方は、大きく変遷してきました。

　1961年にアメリカのジョンFケネディ（J. F. Kennedy）大統領の演説により、鼓舞されて開始された「国連開発の10年計画」の主目的は、経済開

発にありました。アメリカを中心とした西側資本主義陣営の国々は、共産主義の封じ込め政策を強力に推し進め、多くの低中所得国へ資本主義的な産業育成を目的とした国際協力を積極的に展開しました。

　この時代の援助の基本理念は、低中所得国が成功裏に開発を始動するために大量の資本と技術を先進国から低中所得国に移入（投資）するBig Push理論でした。

　こうした動きの背後には、ウォルト・ロストウ（W. Rostow）らの経済発展段階論や近代化論といった理論がありました。それは、低中所得国が西側陣営の欧米先進諸国のように資本主義経済を発展させれば、その社会経済的利益は一般大衆に広く浸透するはずである、という信念によるものでした。つまり、富める者がより裕福になれば、貧困者にもその富が滴り落ちて、貧困者の益にもなる、というトリクルダウン理論と呼ばれる考え方が信じられていた時代でした。

経済開発一辺倒の考え方から「社会開発」や「人間開発」への修正

　しかし、1960年代後半から1970年代初頭になると、世界の貧富格差が拡大しているという報告が相次いでなされ、経済開発一辺倒の考え方に修正が迫られるようになりました。

　経済開発を補充する概念として、1970年代に登場したのが、世界労働機関（ILO）や世界銀行が提唱した「基本的人間のニーズ（Basic Human Needs：BHN）」を充足させる社会開発というものでした。BHNとは、衣食住、保健、教育、雇用といった文字通り、生存に最低限、必要なニーズを指す言葉です。この社会開発は、あくまでも経済開発を補足するものと捉えられており、保健や教育といったBHNへの投資は人間の生産力を高めることを本質的な目的とする概念であったといえます。

　こうした考え方は、アルフレッド・マーシャル（A. Marshall）による人的資本理論や、セオドア・シュルツ（T. Schultz）の教育投資論などで主張されました。世界銀行型のBHN政策は生産性アプローチに立脚していたので、ニーズの充足は上からの、すなわちサプライサイドからの支援とい

えました。

　やがて、財やサービスの保有や享受を保障しようとするBHN政策とは別に、人間の持つ「何かを実現できる能力capability」を重視した開発理念が登場するようになりました。すなわち、アマルティア・セン（A. Sen）やマブーブル・ハク（M. Haq）らによって生み出された人間中心の開発（人間開発）というパラダイムでした。この開発概念は1990年代に入り、国連開発計画（UNDP）が中心となって理論体系化が推し進められました。個々人の選択の幅を拡大し、社会参加の能力を強め、同時に人間を取り巻く社会環境の改善を推進することを人間開発理念の骨子としたのです。

　1990年代に開催された多くの国際会議は、この人間開発の理念に多分に影響を受けてきたといえそうです。例えば、1994年にエジプトのカイロで開催された国際人口開発会議や1995年の北京女性会議で論議された「リプロダクティブ・ヘルスあるいはライツ（性と生殖に関する健康とその権利）」は、個々のカップルや夫婦の家族計画への選択の幅を広げ、主体的判断によって、子どもを産み育てる権利を保障したものであり、その基本理念は人間開発にもとづいています。

6. プライマリヘルスケアの成立の来歴

届かない恩恵——既得権益層による国際援助の搾取

　第2次世界大戦後の開発における概念の変遷を振り返ったところですが、こうした開発概念がプライマリヘルスケアとヘルスプロモーションの戦略形成に大きな影響を与えたことは、想像に難くありません。そこで続いて、開発の歴史に重ね合わせ、両戦略の成立してきた来歴の分析を行ってみましょう。

　はじめに、プライマリヘルスケアの誕生史を辿ってみます。

　戦後の1950〜60年代、アジアやアフリカ諸国は、イギリスやフランスなどの旧宗主国が戦争で疲弊した機に乗じ、相次いで独立を達成しました。独立後の新政府は、国民の健康を守るために保健システムを構築する責任

を持つことになりました。ところが新政府は、人材も財源も不足していました。そこで、植民地時代の旧宗主国の制度をそのまま踏襲して、新たな保健医療体制を整備していきました。

　具体的には、旧宗主国が残していった病院を元手に、新たな国家保健システムを構築するしか術はありませんでした。しかし、旧宗主国の残した病院運営の費用は膨大であるため、富裕層にしかその恩恵を提供できず、大多数の貧困層はヘルスケアを享受することができませんでした。その結果、貧富間の健康格差が拡大していったのでした。

　また、その頃は、独立新国家の共産化を恐れる西側資本主義陣営と、イデオロギー支配をもくろむ東側共産主義陣営との間で、独立新国家に対する経済支援が過熱していた時代でもありました。いわゆる、冷戦です。両陣営諸国は、保健医療分野では、見栄えの良い病院を相次いで低中所得国に建設し、高度な医療機器を寄贈しました。あっちの水は苦いぞ、こっちの水は甘いぞ、という「ホタル来い」のわらべ歌まがいの援助競争が繰り広げられたのです。

　しかしながら、こうした恩恵の多くは、貧困層には届かず、富裕者と貧困者の間の健康格差の拡大をますます助長しました。一部には、こうした不公平を黙認し、先進医療を優先させたいとする医師などの専門家や政府の官僚といった既得権益層が国際援助の恩恵を搾取したり、賄賂が横行したりするといった事態も生じていた、といわれています。

保健医療の主導権を民衆の手に——WHO第3代事務局長・マーラー

　健康格差拡大の背景に専門家や官僚の既得権益層による独占があると看破したのが、1973年にWHO第3代事務局長に選出されたハルフダン・マーラー（H. Mahler）でした。

　彼は、アルマアタ宣言が出る3年前に『A Demystification of Medical Technology（医療技術の脱神秘化）』と題する講演を招かれたイギリスの医師会で披露しました。その内容を、世界的な医学雑誌『Lancet』にも論文（1975; 7940: 829-833）として発表しました。

マーラーはその中で、まるで神秘のベールで覆い隠すかのように医療技術を独占している医療従事者は危険ですらあるとし、保健医療の主導権を専門家の手から民衆の手に委ねることを主張したのでした。そして、こういっています。「下痢症の子どものために経口補水塩のつくり方を母親に教えることのほうが、特別なセンター（医療施設のこと）に子どもを連れて行き、医療サービスを受けさせることよりも、ずっと有益である」と。

　医師会の医師たちを目の前にし、「病院よりも母親への健康教育の方が重要である」と講演した彼の度胸は、相当なものです。予想通り、『Lancet』の記事を目にした多くの医療従事者、わけても世界中の医師たちが彼の主張に反発しました。今から思い返せば、マーラーは敢えて医師らに喧嘩を売って出たかのような気さえします。権威にしがみついた医師を頂点としたヒエラルキーに支配された医療界が保健医療の知識、技術、制度を独占している事態を何とかして取り崩し、それらを所有し、使う主導権を一般民衆へ手渡したいと考えていたのです。それほどまでに1970年代の低中所得国の医療は、専門家や厚生官僚に牛耳られた体制であったといえるのです。

　また、彼はこうもいっています。「若くして死なねばならない国がある一方で、孫の成長を見届ける国もある。都市のある地域では栄養不足が蔓延している一方で、その他の地区では栄養過多を心配しているところがある。技術や人間科学が著しく発達したにもかかわらず、世界中で５億人以上の人々が年間50米ドルほどの所得しかない。これらは、すべて矛盾だらけである」と。

　健康や社会格差の存在に世界は注視すべきだ、と説いたのです。

健康格差を解消する新戦略に活かされた世界的な事例

　マーラーは、WHO事務局長就任前の1972年、WHO内にすでに設置されていた保健サービス強化部門の責任者であるケネス・ネウェル（K. Newell）に、健康格差を解消させる新しい健康戦略を立案するように協力を求めました。

ネウェルらは早速、低コストで顕著な効果を達成していた事例を世界中から集めました。例えば、1960年代後半から活動していたキリスト教医療委員会（Christian Medical Commission）は、多くの低中所得国で医療伝道を行い、農村で医療ボランティアを育成しながら、草の根レベルの活動を展開していました。この組織は1970年に『Contact』という機関紙を発刊しており、その中ではじめて、プライマリヘルスケアという言葉を使用していました。同委員会には、低中所得国での病院主体の活動に反対していたジョン・ブライアント（J. Bryant）や、インドの伝統医療を高く評価していた米国のジョンズ・ホプキンス大学国際保健学講座の初代主任教授であったカール・タイラー（C. Taylor）らが参加していました。

　WHOは 1974年、キリスト教医療委員会と協定を結び、この委員会が低中所得国で展開していた活動事例がWHOに受け入れられることになりました。さらに、ドイツ生まれのイギリス経済学者であるエルンスト・シューマッハー（E. Schumacher）が提唱した低所得国には低所得国に適した「中間技術」（あるいは適正技術）を開発すべき、との考え方も新戦略立案に活かされました。

　また、1964 〜 1976年には、中国では文化大革命が起こり、毛沢東によって裕福層の既得権益や権威が徹底的に否定されていました。毛沢東は、医師が専門家という権威の衣をまとった知識人であるとの理由から、医師らを大学や病院から追い出し、社会の底辺にいる人民のために奉仕するよう強要していました。その政治理念にもとづき、医学教育の大改革も断行され、中でも注目されたのが、赤脚医生と呼ばれる、いわゆる「裸足の医者」の養成でした。短期間の医学教育を修学した赤脚医は、農業を営む傍ら、医療と公衆衛生活動に従事しました。共産主義の政治理念から生み出された赤脚医制度ではありましたが、結果的に多くの貧しい国民の保健医療の改善に貢献しました。

　当時は折しも、中国がWHOを含む、国連機関に加入した時期に当たり、予算をかけずに健康改善を可能にした中国のこの制度は、西洋医学と伝統医学の融合モデルとして注目されることになり、新戦略構想に大きな着想を与えたのでした。

冷戦時代にけるアルマアタの"奇跡"

　WHO内では、基礎的人間のニーズ（BHN）が唱えられる以前から、特定の疾患別対策への戦略として、ベーシック・ヘルス・サービス（Basic Health Services；BHS）という政策に力を入れていました。

　BHSのプロジェクトは、1965年には85件であったものが、1971年には156件へと増加しています。マーラーは、WHOトップに就任した1973年にWHO理事会から『BHSの開発を促進する手法に関するWHO研究』と題する報告書を出し、BHSへの対応とBHN政策を統合させて、プライマリヘルスケアの概念形成を進めていきました。一例として、WHOが宣言した「すべての人に健康を（Health for All by the year 2000）」の実現のためにWHOヨーロッパ事務局が立案した38項目の到達目標に、BHN関連の項目が採用されています。

　また、マーラーは、コミュニティ活動の経験が豊富であったユニセフの当時の事務局長であったヘンリー・ラブイス（H. Labouisse）とその考え方で互いに共鳴し合える関係にありました。そこで、1975年にWHOとユニセフは、『開発途上国におけるBHNを支えるもう一つのアプローチ』と題する共同報告書を出しました。この中で、バングラディシュ、中国、キューバ、インド、ニジェール、ナイジェリア、タンザニア、ベネズエラ、ユーゴスラビアの９か国でNGOや社会活動団体らが展開していた地域住民参加による保健活動の実践例が報告されました。

　WHOは、国連の「国際人権規約」発効（1976年）による人権意識の高まりを背景に、健康は万人の基本的人権とする「世界保健機関憲章」（1946年）を再確認し、究極の目標として、「2000年までにすべての人に健康を（Health For All by the year 2000〈HFA〉）」を1977年の世界保健総会で採択していました。

　このHFAを具体化させるためにWHOは、ユニセフとともに1978年、旧ソ連邦内のアルマアタにおいて、国際会議の開催に漕ぎ着け、アルマアタ宣言を採択して、プライマリヘルスケア戦略を世に発表しました。この国際会議には、東西両陣営を含む、143か国政府と67の国際機関やNGOから、

3,000人という過去に前例を見ない多数の代表が参加しました。当初、会議開催を拒否していたソビエト政府（当時）でしたが、1974年にはWHOからの要請を受け入れ、開催国となることが決まりました。冷戦時代に世界が一つになった奇跡といわれたものでした。参加者の多さは、当時のプライマリヘルスケアに対する関心の高さを示しているといえるのではないでしょうか。

　プライマリヘルスケアは、このように低中所得国に温存する健康格差に対する問題認識に端を発して誕生し、格差是正のために参加と自己決定、それらを平等に保障する人権、公正、社会正義が不可欠だということを前面に掲げた社会開発のための戦略となりました。

　ビクター・シーデル（V. Sidel）らは、アルマアタの会議に先立つナミビア会議においても、スウェーデン、中国、チリなどの事例を引用して、「富と力に恵まれない人たちに富と力を振り分け、公平と地域の強化のために権力を行使するための戦略あるいは戦術としてプライマリヘルスケアを使うべきである」と強調しています。

7. ヘルスプロモーションの成立の来歴

生活習慣病の科学的な機序が個人転嫁の風潮を生み出し…

　次に、ヘルスプロモーションの誕生史を調べたので、紹介します。

　ヘルスプロモーションは、1980年代後半以降にその概念が練磨されていきました。基本概念は、保健行動変容理論の発達が後押しした栄養・運動・休養などという狭義のヘルスプロモーションと呼ばれるアメリカ流健康増進の潮流と、共同体における政策的介入の要素も視野に入れたヨーロッパ由来の考え方が合流して形成されたといって良いでしょう。つまり、健康教育的側面と健康政策的側面の双方からのアプローチにより、社会、地域、学校、職場、共通利害の集団、家族そして個人のあらゆるレベルを健康へと指向させることがヘルスプロモーションになったといえます。

　1970〜1980年代の先進諸国では、非健康的なライフスタイルによって生

活習慣病が生じるというメカニズムが徐々に解明されていきました。例えば、米国のレスター・ブレスロー（L. Breslow）が、アラメダ郡のコホート調査により、運動、食事、睡眠、喫煙、飲酒などのライフスタイルが死亡率に影響することを科学的に明らかにしたことは、あまりにも有名です。

　こうした研究の蓄積は、病気の予防手段を解明しました。しかしその一方で、生活習慣病の発症が個人のライフスタイルに起因するという理由から、その責任が個人に転嫁される風潮を生み出すという結果にもつながりました。社会的取り組みを重視するはずの公衆衛生の現場でさえも、「肥満であるのは、あなたが食欲を制御できないからだ！」「肺がんになったのは、あなたがタバコを吸い過ぎたからだ！」といった個人攻撃にもつながるような考え方を生み出してしまいました。

多様な主体が健康的な環境を創造する戦略という政治性

　こうした時代背景のあった1986年、ヘルスプロモーションは提唱されました。そして、変質しつつあった公衆衛生、あるいは視野狭窄に陥りかけていた健康教育に斬新で、かつ健康に関する本質的な概念を提起したわけです。

　また、この時代は、人間開発の概念形成の時期と重なっています。ヘルスプロモーションの主たる関心が人々の健康を指向する能力の開発にあること、ヘルスプロモーションが政策や環境のアプローチを重視したことは、取りも直さず、人間への投資を最優先する人間開発の理念と完全に一致しています。

　さらに、ヘルスプロモーション誕生の背景には、高所得国における人口構造と疾病構造が転換してきたことや、その結果として、個人行動が健康の決定要因の一つであるとの認識が広まってきたことも関係しており、それらの影響を見逃すことはできません。

　したがって、ヘルスプロモーションは、当事者による行動変容への主体的参加を促進する必要性を強調しなければなりませんでした。同時に、カナダや欧州のリーダーシップで概念形成が進められたヘルスプロモーショ

ンは、共同体の社会環境をより健康に適した状態にするための多様なアクターによる協調行動も重視するようになっていきました。

　こうした形成の歴史からもわかるように、ヘルスプロモーションは、個人レベルから社会レベルにわたる参加と自己決定のプロセスを通して、共同体の多様な主体が統合して健康的な環境を創造していくことを目指した戦略として生まれたのでした。したがって、参加、自己決定、協調のありように着目するヘルスプロモーションは、政治性を重視している、との解釈が成り立つわけです。

　前述した通り、経済開発学者のトダロは、基本的ニーズの充足、自尊心、人生における選択幅の拡大という３つの価値の実現こそが開発の目的であると述べています。そしてその達成には、社会開発と人間開発が必要であると主張しました。

　社会開発と人間開発が車の両輪であるならば、社会開発による影響を大きく受けたプライマリヘルスケアと、人間開発の保健版ともいえるヘルスプロモーションが二人三脚することは、新たな公衆衛生を展開する上で、とても重要といえるのではないでしょうか。

8. 両戦略の相違点
──「保健の社会化」と「社会の保健化」

保健医療の知識、技術、制度の社会化もしくは民衆化

　開発史および両戦略の誕生史を考察することにより、ようやく私には両戦略の相違点が見えてきました。相互比較を行ったことで、両戦略の本質を明確化することができ、相互の相違点をあぶり出せたのではないかと思います。

　まず、プライマリヘルスケアの本質については、「保健医療の知識、技術、制度を社会化もしくは民衆化」することではないか、と考えました。簡潔にいうなら、「保健の社会化」です。英語では、「a strategy to make healthcare people-centered and universal」と表現できるでしょう。

すなわち、医師や行政官ら専門家によって発見され、開発された科学としての保健医療の知識やその活用方法を彼ら専門家が独占するのではなく、その恩恵を誰もが利用できるように加工（適正技術化）することにより、民衆自身の手に委ねる——こうした一連の技術的また社会政治的努力が、プライマリヘルスケアの核心であると思います。

　なお、ここでいう保健医療の知識には、伝統医療や民間療法のうち、科学的に効果が確かめられている知見も含みます。繰り返しになりますが、アルマアタ宣言が提唱された当時の低中所得国には、医療専門家、政治家、高級官僚、軍部や民間企業など、保健医療を独占支配する既得権益集団の存在がありました。そのような状況を念頭に置くと、プライマリヘルスケアは、保健医療を民衆化するため、こうした権益集団の既得権を奪い取り、公正かつ公平に保健医療を利用する主導権を社会や民衆に委譲しようとする強固な政治的意思である、ということができます。

　この流れは、1980年代から90年代に隆盛した権威主義を否定したポストモダニズムにもつながっていると見ることもできます。政治意思を誘導するためにWHOとユニセフが健康が基本的人権であると謳うことにより、国家の責任を正当化させ、また国の均一な国家システムにプライマリヘルスケアを位置づけることによって、その実現化を政府に約束させた、と解釈できるのです。

個人およびそれを取り囲む社会の保健化もしくは健康指向化

　次に、ヘルスプロモーションの本質を明確にするとすれば、それは「個人およびそれを取り囲む社会の保健化もしくは健康指向化」と表現できるでしょう。端的にいえば、「社会の保健化」です。

　保健化という日本語は一般的ではありませんが、プライマリヘルスケアの「保健の社会化」に倣って名づけてみました。英語でいうならば、「a strategy to make lifestyle and settings health-oriented」といえるでしょう。settingsとは、オタワ憲章の言葉を借りれば、「人々のあらゆる生活舞台、すなわち学び、働き、遊び、そして愛するところ」を指します。した

がって、ヘルスプロモーションは、ライフスタイル（生活習慣）と、それを取り巻く生活環境（家庭、地域社会、学校、病院、職場など）を健康指向に誘導させることといえます。

　社会政治構造の視点から見た場合、ヘルスプロモーションから派生した「ヘルシーシティー構想（Healthy City Project）」が主に高所得国の地方自治体に広く受け入れられていった背景には、1980年代の欧米にはじまった社会構造改革の趨勢があったからだ、と思われます。また、アメリカのレーガン政権や英国のサッチャー政権は、地方分権化と民営化を強力に押し進め、中央政府による制御を緩和しました。分権化と民営化は、保健医療サービスの地方や公私の格差を引き起こした反面、地域性に根ざし、個性的な保健活動を展開する好機を地域社会へ提供することにもなりました。

　「社会を保健化」するヘルスプロモーションは、技術的には全国画一的に実施されるよりも、地方規模で運営することに適していますし、さらには地方展開により、保健セクター以外の分野と連携することが容易となるため、受け入れられたのでしょう。

　こうしたヘルスプロモーションの特質が、自治体や地域社会へのヘルスプロモーションの浸透に弾みをつけたと考えられます。

両戦略に対する国際保健専門家の熱量の違いも影響⁉

　私は以前、エチオピアのアジスアベバで開催された世界公衆衛生学会の席上で、シンポジストの一人として、ヘルスプロモーションはプライマリヘルスケアを包摂する、という考え方を発表したことがありました。

　すなわち、オタワ憲章にあるヘルスプロモーションの「5つの活動」の一つであるヘルスサービスの刷新によって、ヘルスケアは治療だけでなく、予防や増進へ変革する介入と解釈することができるので、ヘルスプロモーションは、ヘルスケアを含む、すべての健康決定要因へ介入する戦略であると捉えることができる、と提案したのです。

　そのシンポジウムが終了すると、世界銀行の元職員であった老齢の座長が私のところに駆け寄って来られ、「プライマリヘルスケアこそ、ヘルスプ

ロモーションを包摂する上位戦略である」と主張しはじめました。意見というより、叱責に近い勢いに私は、完全に圧倒されました。両戦略の関係性を説明したつもりでしたが、その座長は私がプライマリヘルスケアの戦略としての政治的側面を理解していない、と思われたようでした。

この老齢の座長が抱いていたように、プライマリヘルスケアには、格差是正への社会正義や公正を追求する熱き思いが秘められています。それゆえか、プライマリヘルスケアを自身の信条の基軸に置いている国際保健の専門家は多いと思います。他方、ヘルスプロモーションは、WHO内での議論の末に誕生したように論理的ではあっても、情熱に欠けるところがあるかもしれません。

両戦略の相違には、どうやらそのあたりの熱感の違いもあるように思われます。

9. プライマリヘルスケアとヘルスプロモーションの双方向モデル

「保健の社会化」と「社会の保健化」

ここまで述べてきたように私は、日本と低中所得国での地域保健に従事してきた自身の経験から、プライマリヘルスケアとヘルスプロモーションの相違点にこだわりを持ち続けてきました。両者に違いがあることが双方の固有の価値を高めるのであれば、相違点の探求は意義があるとも思ってきました。

そして、長い間考察した結果、公正と正義を希求する中から誕生した「プライマリヘルスケア」が、力強く保健医療を社会もしくは民衆のものとするものであれば、健康を望む個人を環境的に支えようとする発想から生まれた「ヘルスプロモーション」は、包容的に個人と社会を健康指向させるものである、と整理しました。

ここで、「保健（ヘルス）」と「社会（ライフスタイルを含む人々の諸活動）」という2つの領域を想定してみます。

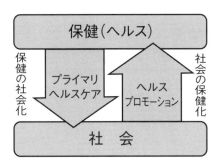

図1　プライマリヘルスケアとヘルスプロモーションの双方向モデル

　すると、プライマリヘルスケアとは、「保健の社会化」ですから、ヘルスから社会に向かうベクトルを指しているとイメージできます。一方、ヘルスプロモーションは、「社会の保健化」ですから、その逆に、社会からヘルスに向かうベクトルと考えることができます。

　本章の冒頭で述べたように、プライマリヘルスケアの背後にヘルスプロモーションがあり、ヘルスプロモーションの背後にプライマリヘルスケアがある、という関係性です。このため、両者は、ヘルスと社会の架け橋である公衆衛生の基本戦略ということができます。

　こうした両戦略の相互関係を**図1**のように図示し、「双方向モデル」と命名しました。このモデルは、まさしくプライマリヘルスケアとヘルスプロモーションの「理念の顔」を表しています。

すべての公衆衛生政策は必ず両戦略のどちらかに属する

　私はこれまで幾度となく、さまざまな公衆衛生活動や事業を洗い出し、それらが「保健の社会化」なのか、あるいは「社会の保健化」なのかを分類したことがあります。面白いことに、すべての活動や事業はどちらかに分類することができました。この点からも、健康戦略がプライマリヘルスケアとヘルスプロモーションの2つから成り立っているということがわかります。

　つまり、双方向モデルは、保健と社会を橋渡しする両ベクトルですから、

個人と社会の双方に介入するすべての公衆衛生政策は必ず両戦略のどちらかに属するといえ、論理的に考えれば、この2つ以外の健康戦略はない、ということになります。

したがって、プライマリヘルスケアとヘルスプロモーションは、すべての健康政策の基本型であり、ユニバーサルヘルスカバレッジ、ヘルスインオールポリシーズなど、その後に生み出されるさまざまな政策も、このどちらかの戦略の読み替えに過ぎない、と考えられます。

10. 高所得国と低中所得国の双方で 両戦略が必要とされる理由

感染症が克服される前に生活習慣病が急増し、高齢化も進む低中所得国

かつて、プライマリヘルスケアは低中所得国向けで、ヘルスプロモーションは高所得国向けの健康戦略であると一般的には受け入れられていた、という話をしました。

しかし現在では、両戦略とも、高所得国と低中所得国を問わず、全世界で必要とされる指針と理解されています。ここでは、その理由について、少し触れておきます。

最初に、今日の低中所得国の健康課題への対処にも、ヘルスプロモーションが必要となりつつあることについて述べます。この理由は、低中所得国における人口構造と疾病構造の転換がヘルスプロモーションによる対策の必要性を求めている、という点にあります。多くの低中所得国では、感染症が克服されぬうちに生活習慣病が急増しており、これは「二重の負担（double burdens）」と呼ばれることがあります。と同時に現在は、ほとんどの低中所得国にさえも、急速な高齢化が到来しています。つまり、大多数の低中所得国は今後、間違いなく確実に感染症の脅威と生活習慣病の急増に加え、巨大な人口とその高い高齢化を背負うことになります。

こうした近未来社会では、今日の高所得国と同様、ヘルスプロモーションのニーズが高まることになります。

先進国の保健医療の方向性をすでに示していたプライマリヘルスケア

　続いて、先進国においても、プライマリヘルスケアの持つ理念が求められてきていることについて、考えてみましょう。

　これまで述べてきたように、プライマリヘルスケアは、保健医療の主導権を専門家から受益者に手渡すことを意図しています。したがって、その本質は、受益者の固有のニーズに適したヘルスケアが受益者の意向で実施されることにあります。

　文字通り、「Primary Health Care of the people, by the people, for the people」なのです。この考え方は、まさに患者主体の医療や住民本位の公衆衛生活動ということにほかなりません。医療専門家の都合に合わせた押しつけの医療は「プライマリヘルスケア的」とはいえず、行政側の思惑で実施される保健事業もまた「プライマリヘルスケア流」とはいえないのです。専門家はあくまで、その補助者や脇役でしかなく、「受益者本位」「患者本位」「住民本位」の保健医療のあり方をプライマリヘルスケアの理念は教示しています。

　その意味では、患者中心の医療、インフォームドコンセント、医の倫理、生命倫理など、昨今盛んに医療現場で唱えられてきた方向性をすでにプライマリヘルスケアは提案していた、といえます。この点こそが、この戦略が時代を超えた普遍性を持っていることの左証ではないでしょうか。

11. プライマリヘルスケアのその後の数奇な展開

(1) 1980年代の構造調整政策の影響

先進国に低中所得国が抵抗を示した1970年代

　ここまでは、プライマリヘルスケアとヘルスプロモーションの相違点とその本質を明らかにする目的から、誕生までの来歴を眺めてきました。ここからは、この両戦略が、どのような歴史的潮流の中に漂いながら、今日

に至っているのか、その後の経過を見ていきましょう。

　まず、プライマリヘルスケアの誕生後の経過を振り返ります。同じ世界戦略のヘルスプロモーションに比べると、プライマリヘルスケアは、かくも運命に弄ばれるものなのか、と感嘆の溜め息が漏れるほどです。その数奇な展開の歴史を追ってみることにしましょう。

　1978年にアルマアタ宣言で産声を上げたプライマリヘルスケアは、1980年代に入ると、大きな歴史の激流の渦に翻弄されることになります。この激流とは、国際通貨基金（IMF）と世界銀行による「構造調整政策」を指します。すなわち、構造調整政策によって、プライマリヘルスケアは早くも大打撃を被ることになったのでした。

　この構造調整政策ついては、高所得国による援助政策が低中所得国のとくに保健領域にどのような影響を与えたのかを知るために重要なことなので、この政策が登場する背景を含め、少し詳しく説明したいと思います。

　1970年代は一言でいえば、高所得国に対し、低中所得国が団結して抵抗を試みた時代といえます。1971年にドルと金の交換を停止するとした米国の宣言により、主要先進国は変動相場制への移行を余儀なくされ、経済の混乱が世界中に波及しました。ニクソン・ショックと呼ばれるものです。

　こうした先進国からの影響も受ける中で、多くの低中所得国は、輸出志向型の工業化がうまくいかず、多額の借金を先進国から背負うことになりました。低中所得国は、その原因を低中所得国の開発促進に貢献しない時代錯誤で不合理な国際分業に基礎をおいた国際経済の構造にある、と考えました。そして、先進国に注文を突きつける「リマ宣言」を出しました。こうして先進国と低中所得国の南北対立がますます深まることになりました。

　勢いづいた低中所得国は、天然資源の恒久的権利、外国投資の規制、多国籍企業の活動規制を盛り込んだ低中所得国経済に有利な「新国際経済秩序（NIEO）」を国連総会で採択させたり、国連に多国籍企業監視センターを設立させたりしました。また、産油国は、資源ナショナリズムを掲げ、石油価格を引き上げて石油危機を起こしました。ところが、その経済的打撃は、先進国だけではなく、非産油低中所得国にまで及ぶことにもなってしまいました。

このように1970年代は、先進国に対して低中所得国が抵抗を示した時代だったといえるのです。

「失われた10年」が低中所得国の健康を蝕んだ1980年代

　しかし、1980年代は一転し、先進国に対する低中所得国の抵抗が終焉して、逆に先進国が巻返しをはかる時代となりました。

　2度の石油危機が先進国の景気後退を促し、低中所得国の一次産品価格を下落させて、金利を上昇させたため、多くの低中所得国が先進国に借金を返済できない危機的状況に陥りました。そしてその結果、低中所得国は自分たちの立場が弱くなったため、先進国側の要求に従わなければならなくなりました。

　そこで、IMFと世界銀行は、借金を返せない低中所得国に融資をしてあげる替わりに、「構造調整政策」に従うように要求したのでした。その条件とは、政府による介入を極力抑え、市場メカニズムに依拠して経済活性化を図るというものでした。

　当時、IMFと世界銀行には、アイビーリーグという米国の著名な大学を卒業した優秀な若手経済官僚が大勢、働いていました。彼らは、新古典派経済学というダイナミックな市場主導が経済成長を実現できる、とする理論を信奉していました。この理論によって、欧米諸国も裕福になれたのだから、低中所得国にもこの理論を適用すれば、借金を返せる経済を構築できる、と考えたわけです。この論理は、米国財務省、IMFおよび世界銀行など、ワシントンD.C.に本部がある金融組織が主張したことから、「ワシントン・コンセンサス」と呼ばれました。

　当初は、債務返済ができなくなった南米諸国救済策としての政策でしたが、市場が未熟なアフリカ、南アジア諸国へも適用されるなど、普遍化されていきました。しかしながら、前近代的経済レベルにある低中所得国が、この理論が目指した国際市場の競争に勝てるはずもなく、構造調整の強要によって、低中所得国の経済はむしろ大きな打撃を受けることになってしまったのでした。そして、不幸は経済だけにとどまらず、保健医療などの

公共サービスが削減されたため、貧困層の健康状況が後退するという結果まで招きました。

　この政策に加担したユニセフは、後に1980年代を「失われた10年」と呼び、構造調整政策が教育や保健サービスの水準を低下させるなど、貧困層の生活に深刻なダメージを与えてしまったと反省しました。そしてユニセフは、貧困層へ配慮した「人間の顔をした構造調整」を行うように世界銀行へ呼びかけたのでした。

(2) 構造調整によるプライマリヘルスケアへの打撃

「包括的」と「選択的」なアプローチによる分断

　構造調整政策の打撃は当然のことながら、プライマリヘルスケアにも及びました。

　プライマリヘルスケアは、公的な医療機関を舞台に展開されることになっていたことから、出鼻をくじかれた格好になったのです。加えて、保健医療従事者の分裂という内部からの原因も、プライマリヘルスケアを大きく後退させる皮肉な結果となってしまったのでした。

　この内部分裂とは、一体何だったのでしょうか。

　アルマアタ宣言で重視された住民参加や人々のエンパワーメントに基礎をおいたアプローチは、効果が出るまでに時間がかかるという理由で敬遠されました。このアプローチは、後に「包括的プライマリヘルスケア（Comprehensive Primary Health Care）」と呼ばれました。その反面、限られた財政を限定的かつ即効的に実施できるアプローチが重視されるようになりました。これは、「選択的プライマリヘルスケア（Selective Primary Health Care）」と呼ばれました。

　内部分裂とは、この「包括的」と「選択的」なアプローチをそれぞれに支持する人たちの間の亀裂のことを指します。

　選択的プライマリヘルスケアの代表例としては、1982年に開始したChild Survival and Development Revolution政策において、ユニセフが採用した

GOBIプログラムがあります。このプログラムは、Growth monitoring（発育観察）、Oral rehydration therapy（経口補水療法）、Breastfeeding（母乳推進）、Immunization（予防接種）の4つの頭文字をとった事業です。後にここに、家族計画（Family planning）、食糧供給（Food supplementation）、女性への教育（Female education）が追加され、GOBI-FFFとなりました。

"primitive" care（原始的なケア）という揶揄

　構造調整政策では、第一線医療機関レベルへの投資が削減されたために、そこで提供されるプライマリケア（primary care）サービスの質の低下を招き、"primitive" care（原始的なケア）と揶揄される事態にもなりました。このような状況を受けて人々は、地域の医療機関ではなく、大きな町にある上位の医療機関へ殺到するようになり、結果的に国民医療費の増大を招くことにもつながりました。

　保健におけるこうした財政不足を解決するために、世界銀行のジョン・アキン（J. Akin）らは、受益者負担制（user fees）の導入を提案しました。そして、1987年のアフリカ保健大臣会議では、住民参加型の包括的プライマリヘルスケアのアプローチに、この受益者負担制を取り入れた「バマコ・イニシアティブ政策」が採用されました。受益者が負担することで得られる資金をコミュニティに管理させ、必須の医薬品や第一線医療機関レベルでの医療サービスを確保することを目指したのです。

　しかしながら、この仕組みがサハラ以南のアフリカ諸国の中で定着したところはごく一部であり、多くの地域では、成功しませんでした。また、受益者に負担を強いることが壁となって、貧困者の中にはサービスが受けられない人が生じるといった事態まで発生しました。本末転倒な状況が起こってしまったのでした。

　ただ、政府やNGOから贈与された初期投資を元手に医薬品を購入し、その売り上げを次の医薬品購入に充てる「医薬品回転基金」と呼ばれる仕組みだけは、多くの地域で受け入れられていきました。この仕組みは、とくに中南米やアジアで広く普及していきました。

(3) 包括的支持者と選択的支持者の論争

費用対効果が高い一部の感染症の事業等を優先すべきと提案

　包括的アプローチと選択的アプローチに触れましたが、ここでその間で
生じた有名な論争について説明しておきましょう。

　アルマアタ宣言が世に出た翌1979年、米国のロックフェラー財団は、イ
タリアのリゾート地・ベッラージョで健康と人口開発に関する会議を開催
しました。

　この会議には、米国の国防長官やフォードモーター社の社長、世界銀行
総裁などとともに、輝かしい履歴を持つロバート・マクナマラ（R.
McNamara）も呼ばれていました。彼は、ハーバード大学で経営学修士を
取得し、ハーバード大学ビジネススクールで教鞭を取った経験もあり、効
率を重視するビジネスマネージメントの考え方を徹底する人でした。ちな
みに、太平洋戦争のときに彼は、統計学を駆使して最も効率的な対日爆撃
の計画を立案し、大きな成果を上げたことでも有名です。

　マクナマラも参加したこの会議では、アルマアタ宣言とは異なる健康戦
略について、議論がなされました。そして、その討論の内容は、最も権威
ある『New England Journal of Medicine』誌に掲載されたのでした。その
論文は、ロックフェラー財団に所属するジュリア・ワルシュ（J. Walsh）と
ケネス・ワーレン（K. Warren）によって書かれたものでした。

　彼らは、アルマアタ宣言が提唱したプライマリヘルスケアは、社会経済
的開発のあらゆる側面を包括する理想的アプローチではあるけれども、コ
スト面で非現実的である、と主張しました。そして、それに代わって、高
い費用対効果が期待できる一部の感染症と母子保健や家族計画の事業を優
先して実施すべきと提案したのでした。彼らは、自分たちのアプローチを
「選択的プライマリヘルスケア」と称し、アルマアタ宣言で提唱されたアプ
ローチを「包括的プライマリヘルスケア」と呼びました。

　この発言を皮切りに、包括的か、それとも選択的であるべきか、という
激しい論争が沸き起こったのでした。

小手先のサービスにとどまらず、住民主体の包括的社会改革が必要との反論

　選択的アプローチ支持者は、効果がすぐに期待できる事業を選択的に取り上げて、まずは実施してみて、その後で順次、ほかの事業を展開してゆけば良い、という現実路線を提案しました。

　それに対し、包括的アプローチ支持者は、人々の健康水準の向上には、小手先の保健技術やサービスの提供にとどまらず、住民主体の包括的社会改革が必要である、と主張しました。そして、非効率との理由で、住民参加を軽視する選択的アプローチは受け入れられない、と強く反発したのでした。こういった主張に対して、選択的支持者は、包括的支持者が理念先行の漠然とした戦術しか持ち合わせていない、とやり返しました。

　その論争が炎上していることに危機感を持ったWHOは、1985年にベルギーのアントウェルペン（アントワープ）で、両者の和解の会議を開催したほどでした。その席上、選択的プライマリヘルスケアの提唱者であったワーレンは、双方がまったく相容れないアプローチだとするスーザン・リフキン（S. Rifkin）らの見解を否定し、選択的アプローチが技術的に完成され、即効性のある効率の良い介入手段であり、包括的プライマリヘルスケアの「部分」を攻略するものであるのだから両者は両立できる、そして支持者同士も和解できる、と主張しました。

　また、ヘンリー・モスレー（H. Mosley）は、「Categorical Programs」という概念を持ち出し、複数の選択的事業を中程度に広い意味合いのカテゴリーに包含することで、包括的プライマリヘルスケアの理念に近似させ得るのはどうだろうか、といった折衷案まで提唱しました。

　しかし、両派の主張が和解に至ることのないまま、この会議は終了したのでした。

政治性を重視するのか、経済性を重んじるのか、という哲学の衝突

　では一体、何がここまで論争を炎上させたのでしょうか。
　デニス・スミス（D. Smith）らは、「両派の見解の違いは、何をなすべき

かにあるのではなく、誰が決定を下し、優先順位を決め、その過程で誰が主役を演じるのかという点にある」と看破しました。

　つまり、ワーレンやモスレーが主張したように「部分」である選択的プライマリヘルスケアを集めれば、「全体」としての包括的プライマリヘルスケアを達成できるというものではなく、保健活動を演じる主体者の参加と自己決定、あるいは集団で問題を解決する能力の重要性への認識程度が異なっていることが本質的な論争の齟齬であった、というわけです。

　選択的アプローチは技術を重視するあまり、専門家主導に陥りやすいでしょうし、包括的アプローチ支持者は、この点を大いに警戒したのでした。アルマアタ宣言が住民の主体的参加、自己決定を促すことを意図していたにもかかわらず、効率性という大義のもとで専門家主導になる危険性を認めたくはなかった、ということなのでしょう。

　この違いを理解するため、一例を挙げてみましょう。

　下痢症による脱水症状を治すため、包括的アプローチでは、お粥や食塩などの身近な素材から経口補水液をつくる方法を母親に教育することを重視します。このようなプロセスは、短期的には非効率かもしれませんが、参加や自己決定のためには避けて通るべきではない、と包括的アプローチ支持者は考えたのです。

　これに対して、選択的アプローチでは、いつでもどこでも誰でもが水に溶解すれば、規格通りの経口補水液をつくれるパケットの製造や販売普及に精力を注ぎます。日本でも、水に溶かせば容易にスポーツドリンクが手軽につくれるパケットが販売されていますが、そういったイメージです。ところが、包括的アプローチ支持者はこのような手法に対し、パケットを全能の薬であると母親に思わせてしまうとし、パケットに依存させるような選択的アプローチの戦略を受け入れるべきではない、と考えました。

　結局、両派の本質的論点は、技術論や方法論の論議ではなく、あるいは部分（選択）か、全体（包括）か、という問題でもありませんでした。むしろ参加、自己決定、主体性といった政治性を重視するのか、あるいは効率性、即効性、費用対効果といった経済性をより重んじるのか、という哲学の衝突だったのです。

こうした意見の衝突は、実は開発の現場では、しばしば見かけるもので
す。私の拙い国際協力の経験の中でも、事業展開を議論したときに政治性
と経済性のどちらを優先すべきと考えているのか、といった微妙な違いが
専門家同士の間にもあることに気づくことが度々ありました。
　このような哲学論争は、開発論における根本的な問題を含んでいるのだ
と思います。

(4) プライマリヘルスケアの復活劇

姿を消してしまったかのようなプライマリヘルスケア

　さて再び、その後のプライマリヘルスケアの展開に話を戻しましょう。
　1980〜1990年代には、構造調整政策の台頭やプライマリヘルスケアの内
部分裂などが起こり、プライマリヘルスケアは、世の中から姿を消してし
まったかのような有様となってしまいました。
　1980年にユニセフの事務局長に就いたジェームス・グラント（J. Grant）
は、アルマアタ宣言が目指した包括的プライマリヘルスケアから距離を置
き、もはやWHOのマーラーとも共同して活動することもなくなりました。
ユニセフはこの時期、WHOと緊張関係にもあったのでした。前述したユニ
セフが採択した選択的プライマリヘルスケアであるGOBIプログラムを推
し進めたのも、グラント事務局長でした。ちなみに彼の父親は、中国で活
動した経験のあるロックフェラー財団の医師でした。
　このような状況が続き、マーラーに対して、WHOを技術機関から政治機
関に貶めたと批判する者も出てきたほどでした。
　1996年にはWHO自ら、プライマリヘルスケアを批判的に見直す報告書
『変貌する世界におけるプライマリヘルスケアの理念と挑戦』を出版して
います。この報告書では、アルマアタ宣言では論議の中心にはなかった費
用対効果、効率性、資源の再配分等の視点から、プライマリヘルスケアが
評価されています。興味深いことに、「適正技術」の定義が、アルマアタ宣
言時の「コミュニティにとって受けやすく（accessible）、受け入れやすく

（acceptable)、まかない得る（affordable）技術」とのニュアンスから、この報告書においては、「最小のコストで最大の効果を上げる技術」へと表現形が変化していました。

　すなわち、経済的インタレスト（関心事）を重視する当時の風潮を機敏に察知した評価内容といえます。確かに、実際のプロジェクトを現場で遂行するには、期限を決め、予算を立てて実施することが求められますが、包括的プライマリヘルスケアでは、どのように予算建てし、プログラムを計画したら良いのか、迷うことがあったのも事実なのでしょう。

　蛇足ながら、マーラー事務局長は、任期終盤の1980年代後半には孤独であったといわれています。WHO内に彼を支持する人物はいなくなり、盟友であったタイラーもジョンズ・ホプキンス大学を去り、ユニセフに異動しました。

普遍的価値があった理念によって復活――保健システムの礎石への位置づけ

　1990年代になると、構造調整政策で弱体化した保健システムを立て直すために世界銀行は、保健医療構造改革、いわゆるヘルスセクターリフォームという名の事業を展開し、保健システムの強化を図っていきました。世界銀行は、自分たちのやってきた構造調整政策が行き過ぎであったと反省し、国際保健における後遺症を癒す処置に尽力したわけです。具体的には、保健省を再編したり、保健セクターの民営化を促進させたり、また財政基盤を強化するなどの改革が世界銀行の経済専門家の指揮の下に進められました。

　しかし、この流れがまたもや変化しはじめたのでした。いわずもがなですが、プライマリヘルスケア戦略が目指した理念には、普遍的価値があったのです。そのため、マーラー博士の理念に沿ったプライマリヘルスケアは、不死鳥のごとく復活し、国際保健の舞台に再び躍り出てくることになりました。2000年代に入って、WHOがこの戦略を保健システム強化の基本理念であると再確認したからです。すなわち、2003年にWHOの最高決議機関である世界保健総会が、プライマリヘルスケアを保健システムの礎石と

正式に位置づけたのでした。

　これは、WHO事務局長の交代により、WHOが保健システム強化を優先課題にしたことと無縁ではありませんでした。そのきっかけは、1998年にWHO事務局長に就任したグロ・ブルントラント（G. Brundtland）の登場でした。彼女は、医師でありながら、ノルウェーではじめての女性首相になった人物です。

　彼女はまず、弱体化した保健システムをWHOの手で再建しようと考えました。2000年3月のWHO執行理事会において、イデオロギーによるのではなく、科学的根拠によって保健システムを強化すべきことを提案し、続いて、その年発刊のWHOの『世界保健報告』のメインテーマを保健システムに決めました。この世界保健報告とは、WHOが毎年発行する機関誌であり、発行の年に最も注目されているテーマについて深堀りしたWHOによる分析と政策提言を掲載するものです。その点からも意義深いといえます。また彼女は、保健システムのパフォーマンスを科学的に評価する検討諮問委員会と技術者からなる科学者総括グループを設置しました。

　ブルントラントのこうした一連の行動が、国際保健の主役を世界銀行から、再びWHOに戻すきっかけになったといわれています。そして、このことが同時に、プライマリヘルスケアの復活劇に一石を投じることにもつながるのでした。

　ところが、この世界保健報告では、単純過ぎる指標と不完全なデータでWHOに加盟するすべての国の保健システムを順位づけしたことから、世界中から大変なひんしゅくを買ってしまいました。ちなみに、このときの日本の保健システムの順位は、目的達成度では世界1位、パフォーマンスでは10位と高い評価を得ました。

　確かに、ブルントラントへの批判は大きいものでしたが、この報告書は明らかに世界銀行からWHOへと国際保健のリーダーシップを移行させ、WHOの理念のもとに保健システムの強化を進める転機となったことは事実です。

　開発経済専門家の主導から、公衆衛生専門家の主導に移った、といういい方もできると思います。

政策立案過程へ経済専門家を巻き込んだブルントラント事務局長

　ブルントラント事務局長は、したたかでした。この失敗にもめげず、彼女は次なる手を打ちました。積極的にWHOの政策立案過程へ経済専門家の巻き込みを図ったのでした。

　彼女は、WHO内にノーベル賞受賞者2名を含む、開発経済・マクロ経済専門家と公衆衛生専門家からなる混成の「マクロ経済と保健委員会」を組織し、2001年に同委員会から報告書『経済開発のための保健への投資』を提出させました。同報告書は、50のケース分析から、保健への投資がマクロ経済の成長に正の影響を及ぼしていることを検証したものでした。さらに、必要最低限の保健医療サービスを必要とする人々に提供できる保健システムを構築するには、年間一人あたり30～40ドルかかることをはじき出し、2007年に低所得国で400億ドル、2015年には660億ドルの追加的投資が必要であると試算したのでした。

　ブルントラントは、権威あるメンバーからなるチームに経済的論議を尽くさせた上で、保健システム強化においてWHOが先導するという道筋をつくったわけです。

　ちなみに、世界銀行が国際保健分野につぎ込んだ支援額は、1980年代から2000年初頭までは大きく増額され、2003年には34億4,260万米ドルまで達しました。しかし、2000年代に入り、国際保健のリーダーシップを失った後の支援額を見ると、2008年には16億790万米ドルと、約半分にまで減額しています。こんなところにも、国際援助機関の縄張り争いが見て取れます。

アルマアタ宣言から30年後の2008年、プライマリヘルスケアの復活を祝う

　アルマアタ宣言から30年が経った2008年に、WHOはユニセフとともに、ロシア語でアルマアタと呼ばれ、カザフスタン国になってからカザフ語でアルマトイに名称変更された都市に再び戻り、プライマリヘルスケアの復活を祝いました。

　WHOのマーガレット・チャン（M. Chan）事務局長は、この年の『世界

保健報告』のテーマをプライマリヘルスケアとし、報告書のタイトルを
「Primary Health Care; Now more than ever（プライマリヘルスケア；こ
れまでよりも今こそさらに）」としました。

　また、アルマアタ宣言から40年が経った2018年にも、WHOは旧首都アル
マトイから北に移動した新首都のアスタナ（2019年以降はヌルスルタンに
名称変更）に集い、アルマアタ宣言を見直して「アスタナ宣言」として、プ
ライマリヘルスケアの原則を再確認しました。本書の第4章で詳細に述べ
ますが、2015年から開始された国連の「持続可能な開発目標（SDGs）」の
中で、WHOは誰もが経済的破綻に陥ることなく、安心して保健医療サービ
スを利用することができるようにする「ユニバーサルヘルスカバレッジ」
を優先課題として、挙げています。アスタナ宣言では、このユニバーサル
ヘルスカバレッジを達成するため、プライマリヘルスケアを強化しなけれ
ばならない、としたのでした。

　普遍的価値を持っていながら、主導権の住民への移譲という政治的特性
を有していたがために、時代に翻弄され続けてきたプライマリヘルスケア
は、これからも世界中のすべての人々へ医療を提供する羅針盤として、引
き継がれていくことでしょう。

12. ヘルスプロモーションのその後の堅実な展開

パートナーシップを強調し、セッティングズ・アプローチを提案したジャカルタ会議

　ヘルスプロモーションの展開についても、概観しておきましょう。
　前節で述べたように、プライマリヘルスケアが開発論や経済的な哲学論
争に巻き込まれてきたのとは違い、ヘルスプロモーションの歴史はずっと
シンプルで、平和な印象を受けます。
　その概念を発展させ、イニシアティブを担ってきたのは、主として、
WHOが主催するヘルスプロモーションに関する国際会議での技術的議論
ではなかったかと思います。ヘルスプロモーションは基本的に、公衆衛生
における豊富な挑戦や失敗から学び取った経験則であり、先人たちの試行

錯誤の結晶といえます。オタワ憲章が発表された1986年以降、2021年現在までに過去９回の国際会議が開催され、経験則を集積してきました。毎回、開催国の元首や国際機関のトップが参加するなど、ヘルスプロモーションの国際会議は、保健という一分野の枠を超えて意思決定者が参加する重要な会議と位置づけられています。

　カナダのオタワで開催された第１回ヘルスプロモーションに関する国際会議は、オタワ憲章を採択して、この戦略の定義を定め、ヘルスプロモーションを実践するための５つの活動戦略を提唱しました。それ以後、隔年ごとにこれら各活動戦略をテーマに会議が開催される予定でしたが、南オーストラリアのアデレートで開催された第２回会議（1988年）の「健康な公共政策づくり」と、スウェーデンのスンツヴァルで開催された第３回会議（1991年）の「健康を支持する環境づくり」以降、活動戦略をテーマとした会議は、開催されなくなりました。

　それに代わって、はじめて中所得国のインドネシアの首都ジャカルタで開催された第４回会議（1997年）は、オタワ会議以降の過去10年にわたるヘルスプロモーション活動の総括を行いました。そこでは、ヘルスプロモーションが有効な健康戦略であることが再確認されました。さらに、包括的な取り組みを一層推進するために、あらゆるセクターとのパートナーシップを強調し、それを現場レベルで実現する手法として、セッティングズ・アプローチ（Settings Approach）が提案されました。

　第５回目の会議は、メキシコシティに会場を移し、健康格差の是正を中心議題として真正面から取り上げ、グローバルな至上目標である「すべての人々に健康を」の達成のために、この戦略が貢献し得ることについて討議がなされました。

「健康の決定要因をコントロールする」と定義を明確化したバンコク憲章

　オタワ憲章提唱20周年目の節目となる2005年には、第６回国際会議がタイのバンコクで開催され、ヘルスプロモーションの定義にはじめて「健康の決定要因」という用語が明記された「バンコク憲章」が発表されました。

それまでは、「健康をコントロールする」という曖昧な定義が用いられてきましたが、ヘルスプロモーションの生みの親の一人でもあるドン・ナットビーム（D. Nutbeam）博士が長年、主張してきた意見が漸く採用され、ヘルスプロモーションの要諦が「健康の決定要因をコントロールする」という表現で明確化されたのです。

　後述するように、このバンコク憲章の定義変更は、ヘルスプロモーション戦略の発展にとって極めて重要な出来事だったと思います。また、この会議で民間企業の巻き込みを重視した宣言文を出したことも、画期的な進歩でした。

　その後、2009年のケニアのナイロビで開催された第7回会議は、アフリカで最初のヘルスプロモーションに関する国際会議となり、財政や環境の危機に対するヘルスプロモーションの役割が討議されました。また、2013年のフィンランドのヘルシンキで開催された第8回会議では、プライマリヘルスケアのためのアルマアタ宣言、社会的決定要因に関するリオの政治宣言など、これまでの主要な国際表明を再確認し、2015年以降のポスト・ミレニアム開発目標を見据えた、後述する「Health in All Policies」の意義についても、提案がなされました。

　そして、2016年の中国上海において開催された第9回国際会議では、テーマを"Health for All and All for Health"として、持続可能な開発目標におけるヘルスプロモーションの役割が討論されたのでした。

第2章
ヘルスプロモーションの自律的制御モデル

　バンコク憲章によって、ヘルスプロモーションとは、「人々が自らの健康の決定要因をコントロールすることができるようになるプロセス」であると明記されたことは、すでに述べました。この定義で大切なポイントは、「人々が…できる」という点です。保健医療の専門家でもなく、行政担当者でもなく、健康の当事者である人々が「…できる」ようになることが、ヘルスプロモーションの神髄の一つでもあります。

　自己決定を重視したこの定義を私は、「健康の自律的制御」と呼んでいます。そして、プライマリヘルスケアを含む、さまざまな資源を用いて、人々が健康の自律的制御を行える画を描いてみると、どのような構図になるのだろうかと考えて、「ヘルスプロモーションの自律的制御モデル」を作成しました。

　このモデルは、ヘルスプロモーションの「実践の顔」でもあります。それは、このモデルを使って、実践的プログラムやプロジェクトを構築することができるからです。この自律的制御というシンプルな考え方から、さまざまな概念が派生しますが、本章では、その広がる多様な概念の奥深さを説明します。

1. ヘルスプロモーションにおける自律的制御の意味

なぜ、自分の健康は自分で守り、増進させなければならないのか!?

　健康になるためには、その道をよく知っている専門家や、資源を管理している行政担当者に任せれば、手っ取り早くて良いようなものなのに、ヘルスプロモーションではなぜ、あえて「自分の健康は自分で守り、増進させなければならない」と考えたのでしょうか。

　それは、信念からというよりも、経験からいえることなのでしょう。す

なわち、生活の場に散在し、健康に影響を与える大多数の決定要因は、自律的な行動によって介入しなければ、健康にプラスになるように働かせることはできない、ということが経験によってわかってきたからです。最近では、それを証明する科学的エビデンスも蓄積されてきています。

　ライフスタイルとか、社会活動、政治的参加などは、能動的働きかけによらなければ、これを健康促進に寄与させる要因にすることはできません。ヘルスプロモーションで述べられる健康の自律的制御の主語は、いうまでもなく健康の当事者のことであり、それは個人の場合もあれば、集団や組織、コミュニティの場合もあります。その主体が「健康を制御できる」とは、自らの健康を規定する多様な決定要因に対して影響力を行使できる、ということを意味します。

　現代社会では、従来の上からの指示系統で動くヒエラルキー型あるいはピラミッド型の管理システムでは解決できない諸問題が多々発生している、といわれます。そしてむしろ、個々人が自律して判断をしていく自律的参加によるネットワーク型あるいは網目状のウェブ型システムの導入に期待が寄せられています。

疫学的データでヘルスプロモーションの発展に貢献したトーマス・マキューン

　それでは、こうした考え方にたどり着くのに、どのような先人の足跡があったのでしょうか。

　ヘルスプロモーションという言葉を最初に使用した人は、ヘンリー・シゲリスト（H. Sigerist、1945年）というカナダ人であったといわれています。そしてこの言葉を、病気になる時間軸に沿って健康増進、予防、早期発見、早期治療、リハビリテーションという予防概念の枠組みの中に取り入れたのは、ロードマン・リーベル（R. Leavell）とグルネイ・クラーク（G. Clark、1953年）というアメリカの学者でした。しかし、彼らの概念は、主として個人に焦点を当てた健康増進という理解でした。

　他方、疫学的データを用いて、科学的にヘルスプロモーションの発展に大いに貢献した英国人がいました。医師であり、医学史の専門家であった

トーマス・マキューン（T. McKeown）という人物です。彼は、19世紀半ばからかなり正確に取られてきたイングランドとウェールズの人口統計を用いて、死亡率の低減に対する医学・医療の新技術の貢献度合いを検討しました。

　例えば、**図2**を見ると、結核による死亡率が年代を追うごとに徐々に低下しているのがわかります。ここに彼は、結核菌の発見や抗結核薬化学療法、予防接種であるBCGの発見の時期を書き込みました。そして、これらの医学・医療の新技術が導入されたからといって、それが引き金となって死亡率が極端に減少したわけではない、ということに気づきました。そこで彼は、医学や医療の進歩が結核死亡率の低下に多くは寄与していないのではないか、と結論づけたのでした。

　類似したこのような成果を彼は1955年以降、相次いで発表しました。そして彼は、病気による死亡率が減少する理由は、医療の発展よりも、住居などの生活条件や栄養改善、農業改革といった社会的要因による影響のほうが大きいのではないか、と考えたのでした。

　しかし、マキューンの見解には、反対意見も多く、医学界から完全に受け入れられた訳ではありませんでした。

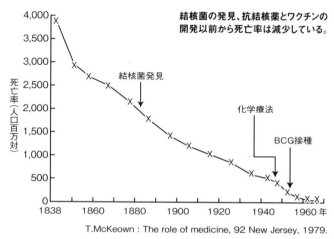

T.McKeown : The role of medicine, 92 New Jersey, 1979.

図2　イングランドとウェールズにおける結核死亡率の推移

ヘルスプロモーションの先駆けといわれるカナダ保健福祉大臣・ラロンド

そんな中、マキューンに大いに刺激を受けたのが、カナダ保健福祉省の大臣であった政治家のマルク・ラロンド（M. Lalonde）でした。

彼は、増大する医療費への財政の効率的な配分を考えていく中で、そもそもどのような理由でカナダ人は死亡するのであろうか、という疑問を抱くようになり、保健福祉省の部下に分析をさせました。そして、その結果を『カナダ国民の健康に関する新しい考え方』と題する報告書（1974年）にまとめました。この報告書の中で彼は、健康に影響を与える要因には、保健医療サービスのみではなく、生物学的要因、環境要因、そしてライフスタイルもあることを明らかにしています。それゆえ、保健医療サービスへの医療費支出が必ずしも健康改善に直結するとは限らない、と結論づけたのでした。財務大臣の経験もある彼らしい考察です。彼は、まさにマキューンの言説を政策に取り入れたわけです。

こうしてラロンドは、健康の決定要因への多様な介入の必要性を説いたことから、しばしばヘルスプロモーションの先駆けと呼ばれるようになりました。

この一連の流れを簡単に振り返ってみると、ヘルスプロモーションとはもともと個人の健康増進を指す言葉でしたが、やがてヘルスプロモーションは集団の健康に適用されるようになった、そしてその場合、人々の健康へ影響を与える要因としては、保健医療サービスだけではなく、ライフスタイルや生活環境なども大いに関係していることがわかってきた、ということになるでしょう。

「健康の自律的制御」をWHOの定義につなげたキックブッシュ

1981年以降、WHOヨーロッパ地域事務局では、ラロンド報告書も参考としながら、健康教育、健康増進などのテーマについて精力的に議論が展開されていました。

その中心メンバーであったキックブッシュ課長は、検討の結果をまとめ、

『Involvement in health』という論文の冒頭で「Health is a social idea」と述べ、健康を狭義の概念から社会で考える広義の概念へと解放しました。さらに1985年には、『ヘルスプロモーション─新しい公衆衛生への運動』と題する論文を発表しました。この中で彼女は、集団の健康を扱う公衆衛生の諸問題の解決は、医学的介入を超えたところにあり、健康は多様な社会的、政治的要因にも規定されている、ということを明らかにしました。

　つまり、人々の健康が保健医療サービスだけから影響を大いに受けているとしたら、医師等に健康の問題を委ねれば良いわけですが、そうではなく、むしろライフスタイルや社会的・経済的・政治的環境にこそ大きく影響を受けている、というわけです。だとしたら、「保健医療の専門家に任せておくだけでは、問題でしょう」と考えた彼女は、健康の達成のためには、健康を規定しているこれらの要因を自律的に制御し、かつそれを維持していくことを可能とする環境を創ることが必要である、という結論に達しました。そして、彼女のこの論文の主張が、そのままオタワ憲章におけるヘルスプロモーションの基本概念に取り入れられたのでした。

　こうして、WHOの定義でいうところの「健康の自律的制御」が、主体者が健康を規定する多様な要素をコントロールできるようになることを意味するようになり、そのプロセスであるヘルスプロモーション活動が、主体者が自律的制御力を発揮し、この力の発現を支援する環境を整備していくことと理解されるようになったのです。

2. 自律的制御力とエンパワーメント

ヘルスプロモーションの定義と類似するエンパワーメント

　健康の自律的制御における重要な関心事は、自律的制御力をどう発現するのか、という問題です。ヘルスプロモーションにおいて、自律的制御力は、外部者が付与するという意味の場合もあれば、引き出され得る潜在能力を指す場合もあります。

　潜在能力を発現するとは、慣用句として使われるエンパワーメント

（empowerment）と同義語と考えて良いでしょう。エンパワーメントという言葉は、17世紀に法律用語として登場し、1970年代以降、多様な領域で使用されるようになりました。エンパワーメントに関する定義は、一つではありませんが、例えば、アン・ロバートソン（A. Robertson）らによれば、「エンパワーメントとは自らの生活を決定する要因を制御する能力を引き出すこと」とされています。あるいは、「人々、組織あるいはコミュニティが自らの生活をコントロールするプロセス」とするジュリアン・ラパポート（J. Rappaport）による定義もあり、またスティーブン・セゲール（S. Segal）らの「パワーレス（powerless）な人々が、自らの生活を制御する能力を獲得し、生活する組織・社会構造に影響を与える過程」という定義もあります。

　これらの定義を眺めてみると、オタワ憲章やバンコク憲章におけるヘルスプロモーションの定義と類似していることがわかります。オタワ憲章には、健康の自律的制御を可能とするために「すべての人々が自らの潜在能力を十分に発揮できるような能力を獲得する」と述べられています。

　ただ、エンパワーメントという用語は、オタワ憲章の「地域活動の強化」の項で、「コミュニティ・エンパワーメント」という語が一度だけ使用されているに過ぎません。ちなみに、アルマアタ宣言には、参加とか、自助自決という用語は表れるものの、エンパワーメントという語彙は一切使用されていません。

エンパワーメント理論の枠組みを参考とした自律的制御力

　保健医療分野でエンパワーメントの用語が良く見られるようになるのは、1990年代半ば以降ですから、アルマアタ宣言やオタワ憲章にこの言葉があまり使われていないのは、仕方ないことなのかもしれません。しかし、グレン・ラベラック（G. Laverack）やロナルド・ラボンテ（R. Labonte）らが指摘するように、エンパワーメントがヘルスプロモーションの中心概念であることは、明白なことと思われます。

　そこで、エンパワーメント理論の枠組みを参考にしながら、ここからは、

ヘルスプロモーションにおける自律的制御力の理解を深めていきましょう。

　エンパワーメント理論によれば、パワー（power）は、いくつもの種類に分類されています。斎藤文彦らの類型では、パワーには、政治学が対象とする権力や影響力を行使できる能力（power over）、個人が特定の行為を実行する能力（power to）、集団が協調行動を介して発揮する能力（power with）、そして心理的能力（power within）というように、多面的パワーがあります。これらは、互いに排他的ではなく、相互補完的な関係にあるとされています。あるいは、ジョン・フリードマン（J. Friedmann）は、生活・生産基盤へのアクセスを保障する社会的力、生活に影響を与える決定へ参加する政治的力、そして潜在能力を個人が感じる心理的力にパワーを分類しています。

　さらに、こうしたパワーを引き出すエンパワーメントにも、分類が試みられています。クリストファー・リーセル（C. Rissel）は、個人レベルのエンパワーメントとコミュニティレベルのエンパワーメントに分類しており、コミュニティのエンパワーメントの結果として、コミュニティ構成員の心理的エンパワーメントが以前に比べ、高まり得る、と述べています。

　また、マーク・ジマーマン（M. Zimmerman）も、意思決定への参加やコミュニティ活動が心理的エンパワーメントを高め、同時に、エンパワーされた個人はコミュニティへ参加しようとするなどして、個人レベルとコミュニティレベルのエンパワーメントは相互作用の関係にある、と指摘しています。さらに、バーバラ・イスラエル（BA. Israel）らは、エンパワーメントを個人、組織、コミュニティの３つのレベルに分類し、各レベル間は相互関係にある、と述べています。

エンパワーメントを基底概念とし、多面的なプロジェクトの展開が可能に

　簡潔に定義を見てきましたが、これらをまとめると、エンパワーメントという概念は、多面的なパワーを包含しており、どのパワーに関心があるか、あるいはパワーの主体が誰であるのかによって、自ずと定義も異なる、ということができます。

従来の公衆衛生活動には、専門家や行政機関などの主導で行われる側面が強過ぎた、という批判がありました。そうした中で、ヘルスプロモーションが自律的制御力の発現（エンパワーメント）を重視したことにより、ヘルスプロモーションが新たな公衆衛生のアプローチとして迎えられていったのでした。

　どのパワーに関心を当てるかで、エンパワーメントを基底概念とするヘルスプロモーションは、政治色の強い戦略から心理的側面を強調した戦略、あるいは個人をターゲットとした戦略から集団による協調行動に焦点を当てた戦略というように、同じ戦略枠でありながら、多面的なプロジェクトの展開が可能となったわけです。

3. ブラジルにおける　　ヘルスプロモーションとエンパワーメント

生存に根差した自由を追求する風土を有するブラジル

　さて、ヘルスプロモーションとエンパワーメントに関連して、私が体験した南米ブラジルの事例を紹介することにしましょう。

　ご存知の方もおられると思いますが、ブラジルは一時、急激に経済発展を遂げた新興国BRICSの一つに数え挙げられる一方で、所得配分の不平等さを表すジニ係数が常にワースト上位にあり、世界で最も著しい貧富格差や社会格差が存在する国といわれています。

　そんな貧富格差がとりわけ顕著な東北地方で、2003年からの5年間、わが国の国際協力機構（JICA）の支援により、ヘルスプロモーションにもとづいた「東北ブラジル健康なまちづくりプロジェクト」が展開されました。私は、そのプロジェクトの日本側リーダーとして、ブラジルに赴任しました。そこでの経験を通し、ブラジルでは、ヘルスプロモーションが社会変革の道具として受け止められていることに気づかされました。

　ブラジルには、公衆衛生大学院協会（ABRASCO）という全国の学術組織があり、その傘下にヘルスプロモーションの研究者や実践家、あるいは

連邦保健省、PAHO（汎米州保健機関）と呼ばれるWHOの地域事務局の職員らで構成される「ヘルスプロモーションに関するテクニカルグループ（GT）」という協会公認の組織が存在していました。

　このGTが公開するブラジルにおけるヘルスプロモーション活動基本指針を見ると、ヘルスプロモーション活動は、アマルティア・セン（A. Sen）の潜在能力アプローチにもとづいた活動を基本としており、権利である健康と基本的ニーズを獲得する政治的社会変革を追求するものである、と明文化されています。

　アマルティア・セン博士は、アジア人として、はじめてノーベル経済学賞を受賞したインドの経済学者・哲学者であり、米国ハーバード大学や英国ケンブリッジ大学で教鞭をとった人物です。彼の学説は、貧困のメカニズムを市場競争における市場の失敗や不平等の帰結と捉えており、潜在能力（capability）の重要性を説いたことでも知られています。彼のいう潜在能力には、「財やサービスの持つ特性を利用して達成可能となる諸機能の集合体」というむずかしい定義が与えられていますが、要するに、適切な栄養を得ているか、健康状態にあるか、避けたい病気に罹っていないか、幸福であるか、社会生活に参加しているか、自尊心を持っているか、といったその人の生活の良さを追求する自由を持っている、ということを意味しています。

　したがって、ブラジルにおけるヘルスプロモーション活動は、こうした生存に根差した自由を追求する権利を基本としているわけです。確かに、オタワ憲章にも、「自律的制御できなければ、人々は健康の潜在能力を十分に発揮することはできない」という行（くだり）があります。

「被抑圧者の教育」の重要性を訴えた教育者・フレイレの影響

　翻って、日本のヘルスプロモーションを鳥瞰してみたとき、果たしてこのような理念を抱いて活動している保健従事者がいるでしょうか。ブラジルの専門家や実践家は何ゆえ、ヘルスプロモーションにこうした政治性を殊更に期待し、強調するのでしょうか。

これは、私がブラジルのヘルスプロモーションに関わるようになってから、ずっと抱き続けてきた疑問でした。

　1960年代に東北ブラジルの著名な教育者であったパウロ・フレイレ（P. Freire）は、「被抑圧者の教育」の重要性を訴えていました。

　東北ブラジルは、かつてポルトガルの植民地があったところで、およそ500年前にアフリカからの黒人奴隷を受け入れ、サトウキビの大規模プランテーションを開墾させた、今でもサトウキビ畑が地の果てにまで広がる地域です。大多数の奴隷は、集会する自由も、移動する自由も、教育を受ける自由も奪われ、ひたすら従順に大地主の庇護のもと、過酷な農作業に従事する生活を強要されていました。今でこそ、奴隷制度は廃止されていますが、現在でもパターナリズム（paternalism）が色濃く人々の心理の底に残っている、といわれています。

　パターナリズムとは、父権主義や温情主義などと和訳されていますが、強い立場にある者が弱い立場にある者の意思や希望も問わずに、弱い立場にある者の利益になるとの理由で、一方的に支援し、介入し、干渉することをいいます。奴隷は、本人の意思を持って生きることを禁じられ、生かすも殺すもすべてをご主人様たる地主が握るという状況下に置かれ、奴隷たちの人格を完全に無視した父権主義が、ブラジルでは長年続いてきました。そのため、東北ブラジルの人々は自身で考え、行動することに慣れていない、といわれていたのです。

　フレイレは、このような状況に対して憤りを感じており、そして、現状を変えるには、教育を通じた変革が必要だと考えたわけです。彼は、生活とかけ離れた知識を詰め込むだけの「銀行型教育」では、人々を抑圧された状態に従順させるだけだと考えました。それに対し、日常生活の話題、例えばレンガとか賃金とかを教材とし、教育者と学習者の対等な対話によって、ともに問題を考えていく、「課題提起教育」を実施すれば、人間性を育成する理想の教育ができるはずだ、と唱えました。彼は、この考え方をもとにし、驚くことに非識字の成人が40日間で読み書きできる教育法を編み出したのでした。

　彼のこうした教育理念の根底には、貧困者（彼の言葉では被抑圧者）が

この教育法で自らの置かれた現実を批判的に意識化し、その現実から解放されることを意図するような思想がありました。このため、1964年末の軍事クーデターで成立した軍政権は、彼の教育法を反体制的思想とみなして弾圧し、彼は亡命を余儀なくされました。そしてその後、再帰国したフレイレは、サンパウロ市教育長となり、教育とは政治的に中立というものではなく、人々の生活を基盤に実践されるものである、という信念を持つようになり、「被抑圧者の教育」の普及に努めました。

　こうした彼の教育思想は、ブラジルはもとより、世界の教育界に多大な影響を与えたのでした。

ゆえに、エンパワーメントが強調されたヘルスプロモーション活動が定着

　フレイレの実践理論を健康教育に導入したのは、ニナ・ワーレンシュタイン（N. Wallerstein）であるといわれています。

　ワーレンシュタインは、エンパワーメントを高める手段として、フレイレの手法を活用しました。以後、健康教育におけるエンパワーメントを促進する仕方として、フレイレの教育法が定着しますが、この教育法の個人および集団レベルの能力向上（先の斎藤の分類によるpower toとpower with）というアプローチが取り入れられたに過ぎませんでした。

　一方、フレイレ教育が強調した被抑圧者解放の手段としての政治的能力向上（power over）のアプローチを受け継いだのは、やがてブラジル全土に興隆することになる民衆教育運動でした。この運動は、教育を介して貧困者を社会改革の主体に形成しようとする点で、フレイレの思想を継承しているといえます。その流れを汲む民衆健康教育ネットワーク（ANEPS）は、ブラジル労働党の支援を得て、活発な活動を展開しました。

　ブラジルは、世界最大の貧富格差という社会的矛盾が存在する上に、こうした固有の教育史を持った思想的土壌があったわけです。このため、パワーレスな民衆がエンパワーされることを目指す社会変革の一役として、エンパワーメントが強調されたヘルスプロモーション活動が、とりわけ東北ブラジルには定着したのだ、と考えられます。

4. 健康の自律的制御に伴う
公的責任と自己責任の調和

健康管理の責任を個人に押しつけているというラロンド報告書への批判

　前述したカナダのラロンドは、報告書の中で、健康の決定要因として、保健医療サービス、生物学的要因、環境要因、そしてライフスタイルを挙げ、とくにライフスタイルへの介入方法として、健康の自律的制御という考え方を導入しました。

　自律的制御という概念は、健康を自ら制御したいという意思を持ちながら、外部要因によって制御できないでいる人にとっては、権利として捉えることができますが、制御できる人の個人的責任を強調するときには義務となってしまいます。このため、彼の報告書には、健康管理の責任を個人に押しつけている、との批判が生じました。

　わが国においても、はじめて「自分の健康は自分で守る」という標語を自由民主党の医療保険審議会が提唱し、これを前提とした議論が国会等で交わされたときには、医療費抑制を狙って国が公的責任を国民に押しつけている、との批判が起こりました。これも、ラロンド報告書に向けられた公的責任の回避という批判と同根の問題であろうと思います。

　自律的制御という概念にはこのように、健康に関する公的責任の所在を問う問題が随伴しがちです。

私的責任を重視する一方、公的責任も担保するオタワ憲章のロジック

　他方、オタワ憲章は、ヘルスプロモーションの定義の中に健康の自律的制御の概念を持ち込みましたが、同時に、健康とはすぐれて社会政治的な要素に強く規定されているということも強調しました。このため、オタワ憲章に対して、個人への責任転嫁というラロンド報告書に向けられたような批判が生じることはありませんでした。

　オタワ憲章がいうところの健康の自律的制御とは、教育的支援を通して

自律的制御力を個人や集団あるいは地域で発現させることと、政策的支援を通して制御力が発揮できるようにする制度・組織・環境を整備するという概念構成を持ち、かつ前者で私的責任を重視する一方、後者で公的責任を担保させるというロジックも兼備しており、見事に概念の調和に成功している、と考えられます。

　この問題は、公衆衛生の重要な論点の一つでもあります。

　日本国憲法第25条第１項に「すべての国民は、健康で文化的な最低限度の生活を営む権利を有する」とあり、続く第２項には「国は、すべての生活部面について、社会福祉、社会保障及び公衆衛生の向上及び増進に努めなければならない」と書かれ、公衆衛生における国の公的責任が明記されています。

　ヘルスプロモーション、延いては公衆衛生の推進には、個人による私的責任だけでは限界があり、そのために公的責任をもって達成を可能とするという認識を持つことがとても重要であり、それこそがヘルスプロモーション活動の基盤を支えているのです。

5. 健康の自律的制御を促す多角的手法

異なる理論とモデルの組み合わせで、より適切な介入が実践できる

　もし、ヘルスプロモーションが概念のみにとどまり、具体化の方策を持ち合わせていないのであれば、ヘルスプロモーションに健康の自律的制御を促す力はない、ということになります。

　そもそもヘルスプロモーションとは、これまでの公衆衛生における豊富な挑戦や失敗から学び取った経験則であったわけですが、具体化の道具が豊富に存在したというわけではありませんでした。しかし、幸いなことに、主体者の自律を重視した理論やモデルが近年、保健分野あるいはそれ以外の分野でも順次開発されており、それらの具体的手法の導入がヘルスプロモーションに魂を注入してきたという現実があります。

　ただ、ドン・ナットビーム（Don Nutbeam）博士が述べているように、

健康を規定する要因が多様であるために、ヘルスプロモーションを実践する理論やモデルは一つではない、という認識を持っておくことが重要です。さらに、介入レベル、単純な行動、複雑な行動、組織あるいは政策の変化など、目的によって、異なる理論が適用されるべきであり、異なる理論とモデルを組み合わせることで、より適切な介入が実践できると考えるべきなのです。

　以下に、ヘルスプロモーション活動における自律的制御を促進させるために活用できる主要なモデルや理論・方法を、行動変容、開発・計画づくり、計画評価手法に分けて列挙してみました。

（1）行動変容の理論とモデル

・保健信念モデル（Health Belief Model）

　米国の社会心理学者らにより、住民の結核検診受診行動の研究から開発され、社会心理学的概念を取り入れて、個人の保健行動に関する概念的骨組みを提供するモデル。

　個人の保健行動は、次の要素によって規定されるとしています。すなわち、認知された感受性Perceived susceptibility（自分が病気に罹りやすいと認識する程度）、認知された重大性Perceived severity（病気がどのような重大な結果を引き起こすかという認識の程度）、予防行動をとることによる利益Perceived benefits（予防行動をとることによる利益を認識する程度）、予防行動をとることによる障害Perceived barriers（予防行動をとることによる負担を認識する程度）、行動を引き起こすきっかけCues to actionです。とくに、感受性・重大性の認識が行動変容の心理的準備状態を形成し、予防手段採用の損益勘定によって、特定の保健行動が引き起こされると考えます。

・変化ステージモデル（Transtheoretical Model）

　自主的禁煙に成功した人々の行動変容のステージを分析した研究から開発されたモデル。

　以後、アルコール・薬物、非行、摂食障害、肥満、コンドーム使用、子

宮がんスクリーニング、望まない妊娠予防など、他分野へも適用範囲が拡大されています。個人の保健行動は、次の5段階を経て、変容するとしています。すなわち、Precontemplation期（リスク行動について触れたくない時期で、この時期はどんな介入も対象者に受け入れられない）、Contemplation期（行動変容による利益と障害を考えはじめるが、両者の心情が同居する不安定な時期）、Preparation期（1か月以内の短期間ですが、行動変容する気になる時期で、介入を開始すべきタイミングにあります）、Action期（行動変容が実現される時期）、Maintenance期（半年以上、中断せず変容した行動が持続する時期）です。

・合理的行為理論（Theory of Reasoned Action）

　態度と行動の関係を探る中から、対象（疾患）に向けられる態度より、行動に向けられる態度のほうが予測しやすいことを見つけ出し、そこへ働く動機（意思）を理論化したもの。

　行動は動機（意思）により規定され、動機は行動しようとする態度と行動に対する主観的規範によって規定されると考えます。行動を起こそうとする態度は、行動によって得られる結果に対する確信と、結果の自己評価に影響を受けるとしています。

　一方、行動に対する主観的規範は、規範に対する確信と、規範に従おうとする動機に影響を受けると考えます。

・計画された行動理論（Theory of Planned Behavior）

　合理的行為理論に行動のコントロールの要素を加えた拡張型の理論。

　行動は、動機と能力の複合で規定されると考え、行動を規定する動機のほかに、認知された行動をコントロールする能力を加えました。この能力は、行動をコントロールできる確信と行動をコントロールする力の影響を受けると考えます。

・社会認知理論（Social Cognitive Theory）

　アルベルト・バンドゥーラ（A. Bandura）らにより、社会学習理論（Social Learning Theory）を発展させてつくられた理論。

　行動変容の認知、感情、行動の側面を統合した理論で、人、行動、環境の3要素が相互作用を起こすと考えます。保健行動は、次の各要素の

相互作用を受けることで生じるといいます。すなわち、環境Environment（人の外部の物理的要因）、状況Situation（人によって認知された環境）、行動能力Behavioral Capability（特定の保健行動をとる知識や技術）、観察学習Observational Learning（他人の行動からの学習）、強化要因Reinforcements（行動の促進あるいは阻害要因）、結果予知Outcome Expectation（行動による予測される結果）、結果期待Outcome Expectancy（結果に期待する価値、インセンティブ）、自己コントロールSelf-control（自己管理）、感情的覚醒の管理Management of Emotional Arousal（感情刺激をコントロールする手技）、自己効力感Self-efficacy（特定の行動をとることのできる自信）です。この中で、自己効力感の変数はその後、さまざまな研究で使用されるようになりました。

- **ヘルスリテラシー・モデル（Health Literacy Model）**

　経済協力開発機構（OECD）によると、リテラシー（literacy）とは、「社会に参加し、自らの目標を達成し、自身の知識と潜在能力を向上させるための文書を理解し、評価し、利用し、これに取り組む能力」のことです。このリテラシーを健康情報に適用したものを、ヘルスリテラシー（health literacy）といいます。

　WHOによると、「ヘルスリテラシーとは、健康を増進させ良好な状態を維持するために必要な情報にアクセスし、理解し、活用する個人の動機と能力を意味する認知的かつ社会的能力のこと」であるといいます。ナットビーム博士は、ヘルスリテラシーを3つに分類しています。すなわち、情報を理解する基本的能力である機能的functional、人々とのコミュニケーションを含んだより高度な相互作用的interactive、そして情報を批判し、出来事や状況を自律的にコントロールする最も高度な批判的criticalな3つのヘルスリテラシーです。

　これに関するモデルはいくつかありますが、中でも、クリスティン・ソレンセン（K. Sorensen）らによるモデルは、広く活用されています。状況、個人、社会、環境のあらゆる決定要因に対して、ヘルスリテラシーを活用して、保健サービスの利用、保健行動の変容、参加の促進、公正さの改善を働きかけるというモデルです。

(2) 参加型開発または計画づくり手法

・地域づくり型保健活動SOJO モデル

　旧国立公衆衛生院の岩永俊博らは、熊本県蘇陽町等における保健計画立案手法の経験をもとに、ジェラルド・ナドラー（G. Nadler）が提唱したブレークスルー思考を取り入れた健康な地域づくり手法を開発。従来の統計処理による地域診断の結果にもとづく地域保健計画立案の方法とは異なり、コミュニティにおける関係者が理想とする健康な地域のイメージを到達目標として共有化し、その実現に向けて、それぞれの役割を明らかにしていく過程を経ながら、計画を立案していく手法。

　次の手順で行います。①住民・専門職ら関係者がチームをつくる、②チームが協働して地域で実現すべき健康な具体的姿を「風船図」を利用して創作する、③共有された実現すべき健康な姿を達成するための条件やその条件を満たすための行動を目的関連図に表しながら検討する、④複数の目的関連図の中から事業化できる関連図を選び、その直接目的や上位目的を再確認する、⑤現状の把握、分析を行い、理想と現実のギャップを捉える。このギャップを埋めることが事業・行動となる、⑥計画書を作成する、⑦実施する、⑧評価、再検討を行う。

・生活改善普及法（LIP）

　わが国の農業改良助長法によって設置された生活改良普及員が試行錯誤を通して開発してきた手法を、農林水産省生活改善課が家政学や日本型改善（Quality Control）の思想をもとに概念整理した方法。

　戦後のわが国の農村において、「考える農民をつくる」ことを目標に、農村家庭の主婦を対象として、生活改良普及員によって展開された生活改善のための普及方法です。はじめに生活改善普及員は、「改良かまど」の普及などの個別対応から出発し、地域全体でニーズにあった共同炊飯・共同保育などに活動を発展させていきました。無関心な人々の改善意欲を育て、根強い抵抗を克服して、改善に到達するまでのさまざまなボトムアップの方法・事例・教訓を示しています。

　一般的方法として、①相手の注意を引く、②関心を呼び起こす、③そ

の関心を持続させる、④改善実行の必要性を確認させる、⑤実行に移させる、という段階ごとに多様な方法を例示しています。

この手法の展開については、本書第3章で説明します。

・ソフトシステムズ法（SSM）

クルト・レヴィン（K. Lewin）によって提唱されたアクション・リサーチ法を、英国ランカスター大学のピーター・チェックランド（P. Checkland）が理論化させた手法。

内山研一によって日本に紹介された際、科学的実証主義にはなかったアクチュアリティの概念が導入されました。現場の人々の経験にもとづく思い入れを合意形成し、次いで、現実との対比から差異を実感させることにより、関係者の学習効果、動機づけをより高めることができる手法とされています。次の手順で実施します。①現場に関わる人々によるチームを編成する、②本音の議論をベースに各自の問題状況に関する思いをリッチピクチャー（絵）を使って動詞（述語）で表現する、③各自の思いを調整しながら、チーム全体の間にある思い入れのモデルを創作していく（この過程をアコモデーション〈合意〉という）。この過程で、各自の思い込みが思い入れへと矯正される、④思い入れのモデルと現実とを比較させ、その違いから、実感を伴った学習がなされる、⑤認識された違いを埋めるための具体的アクション・プランを立案する、⑥問題状況を改善するための行為・行動が起こされ、さらに学習が深まる。

この概念については、次の節で詳細を説明します。

・主体的参加型農村開発法（PRA・PLA）

1960年代以降、主に低所得国の農村開発の現場で開発されてきた速成農村調査法RRAなど、種々の介入策の成果の上に開発された手法。

英国サセックス大学のロバート・チェンバース（R. Chambers）によって理論化、普及されました。地域住民が自らの知識や状況を共有し、高め、分析し、計画し、行動できるようにする際に利用できます。とくに下位の人を力づけ、力の逆転を実現するときに有効な手法とされます。振る舞いと態度、分かち合い、手法の3つの柱が重要とされ、中でも、態度が重視されます。参加する住民のほかに、進行役（正副ファシリテー

ター）、記録者、ゲートキーパー（人々の参加を妨害する要因を排除する役割を持つ人）がチームを構成し、実施します。進行役は、状況に応じて次に挙げるさまざまなツールを活用しながら、柔軟な姿勢で話し合いを進行します。インタビュー、地図描きと模型づくり、季節カレンダーづくり、生活状況表の作成、村の年表作成、組織相関図・ベン相関図、豊かさのランキング、チーム内の取り決めと対話、共同発表、参加型計画作成と経費確保、モニタリングなど、ほか多数。

・参加型組織開発法（APA）

ロバート・チェンバース（R. Chambers）らが開発した低所得国向けの主体的参加型農村開発法（PRA）を基本とし、マルコム・オデル（M. Odell）らが米国のビジネススクールで教授されていた組織開発理論を組み入れて開発した方法。

組織の長所、強み、資源、可能性、成功事例から出発して、組織メンバーの共有ビジョンを作成する過程を通して、組織をエンパワーメントします。とくに貧困層にある人々を対象としている方法です。

次の手順で行いますが、②〜⑨の工程を全部で約2時間と短い時間で行うのが特徴です。①現場に関わる人々がチームを編成する、②チームが自身のミッションを成文化する、③これまでの人生で最も幸せだったときのこと、成功した事例、チームの可能性・資源（絵を描ける人は誰か、歌が上手な人は誰か、など）を語り合う、④（家族のため、子どものために）何をしたいか夢を語り合う、⑤個人の夢をもとにチームのための共通のビジョンを立案する、⑥共通のビジョンを実現化させる約束をみんなで行う、⑦今できること、すぐにできることは何かを話し合う、⑧会合の振り返りを行い、今日学んだ成果を確認する、⑨会合の成果を歌と踊りでともに祝う。

・バンブー手法

2003年に開始した「東北ブラジル健康なまちづくりプロジェクト」において開発された、個人の潜在能力やコミュニティの資産を活用した地域づくり手法。

前述したとおり、著者が関わったJICA支援によるプロジェクトの中

で、ブラジル国ペルナンブコ州政府、ペルナンブコ連邦大学、および
JICA専門家が開発した方法で、日本の岩永らが開発したSOJOモデルと、
オデルによるAPA法を参考に開発しました。

　東北ブラジルの人々は、奴隷時代からのパターナリズムによる社会心
理の病理を抱えており、人々が協働して自律的統制力を発揮しようとす
る自信を消失していました。そのパターナリズムを克服するには、問題
解決型アプローチよりも、彼らの自尊心を高める潜在能力（得意とする
技術や経験）を活用し、望ましい姿を目指して協調行動を起こさせるこ
とが必要でした。方法としては、①参加者が得意とする技術や経験を挙
げる、②健康の実現すべき望ましい姿を描く、③①で挙げた資産を使っ
て②で描いた姿を実現化させる計画を立案する、④計画を実行する、⑤
事業を評価する、という手順で進めます。バンブー手法は、ほかの南米
諸国やアフリカに技術移転されて活用されています。

　なおバンブーとは、ポルトガル語で竹を意味し、成長のシンボルであ
ると同時に、日本がイメージできるという理由で、共同開発者である日
本人に対する敬意が込められて命名されたのでした。

・**プロジェクト・サイクル・マネジメント法（PCM）**

　1969年に米国国際開発庁が開発した論理的枠組み（ロジカル・フレー
ムワーク）を、1983年にドイツ技術協力公社が参加型手法を組み込んで
ZOPP法に改良し、さらにそれを1990年代に日本の国際開発高等教育機
構がプロジェクト・サイクルに利用できるように改良した手法。

　計画立案、実施、評価、モニタリングというプロジェクト・サイクルを
効率的、効果的に運営管理するために考案されました。一定期間内の事
業へ適用するのに向いています。PCM手法では、計画、実施、評価とい
う一連のサイクルをPDM（プロジェクト・デザイン・マトリックス）と呼
ばれるプロジェクト概要表を用いて運営管理します。次の段階によって
構成されています。①参加型計画手法（参加者分析、問題分析、目的分
析、プロジェクトの選択、PDMの作成、活動計画案作成）、②審査手法、
③モニタリング・評価手法（モニタリングの実施、評価サマリーの作成、
評価デザインの設定、評価の実施：評価5項目など、教訓・提言の提示）。

(3) 計画評価手法

・PRECEDE-PROCEEDモデル

　ローレンス・グリーン（L. Green）らが開発した包括的な計画評価モデル。

　オタワ憲章におけるヘルスプロモーションの理念を取り入れ、診断、計画、実施、評価までを含むフレームワークです。健康を規定する要因を分析し、複数の要因から取り組むべき対象を選定して、優先順位をつけます。立案・実施・評価に関する一貫した論理的枠組みを提供できる手法で、基本的には次の9段階からなりますが、部分的適用も可能です。①社会診断（改善すべきQOLを明確化し、目標値を与える）、②疫学診断（QOLに影響する健康指標を明確化する）、③行動・環境診断（健康指標に影響を与える生活習慣・環境因子を明確化する）、④教育・組織診断（準備因子・強化因子・実現因子を選定し、改善の目標値を与える）、⑤行政・政策診断（健康教育・各種施策を明確化する）、⑥実行、⑦プロセス評価、⑧影響評価、⑨結果評価。なお、後述するように、QOLや健康指標等を明確に区別しない改良版も、提唱されています。

・健康影響予測評価（HIA）

　ある事業を展開したことによる自然環境へのインパクトを事前に評価（環境アセスメント）することから発展した方法。

　政策や事業が脆弱または不利な集団に与える健康影響を判断するための実践的アプローチであると考えられています。つまり、新たに提案された政策が健康にどのような影響を及ぼすかを事前に予測することにより、健康の便益を促進し、かつ不利益を最小にするように政策を最適化していくための方法論といえます。人の健康は、保健医療のみならず、さまざまな分野の政策によって、大きな影響を受けます。そのため、保健医療政策以外の分野において、健康配慮を求める社会的メカニズムとして、HIAが活用されてきました。HIA の手順は、次のように行われます。①HIAを実施する必要があるかをモニタリングする、②HIA実施仕様（手順や方法）を決定する、③健康影響を評価する、④報告書を作成

する、⑤モニタリングしながら事後評価する。

- **RE-AIMモデル**

　米国のラッセル・グラスゴー（R. Glasgow）らが中心となり、作成された評価の枠組み。

　ヘルスプロモーション活動は通常、個人へ働き掛けるのみではなく、集団（地域や組織など）に対しても影響を与えます。しかし、従来からある評価モデルの多くは、個人を対象とするもので、集団に対する社会的インパクトを評価することができませんでした。そこで、RE-AIMモデルが、個人レベル（individual）と集団レベル（setting）の両方の評価を行えるように考案されました。

　次の５つのステップからなります。ちなみにRE-AIMとは、この５つのステップの頭文字を取って命名されました。①Reach（到達度）のステップでは、所与のヘルスプロモーション活動に参加したいと欲している人々の実数、割合、代表性を検討する、②Effectiveness/Efficacy（有効性）のステップでは、可能性のあるネガティブな影響も含め、介入によるインパクトや重要な結果があるかどうかを検討する、③Adoption（採用度）のステップでは、介入に関与した人たちや組織、地域にその活動が受け入れられているかどうかを調べる、④Implementation（実施精度）のステップでは、介入した個人と集団のすべてのレベルで、介入計画で予定されていた活動、期間、費用がどの程度、投入されたかを検討する、⑤Maintenance（持続度）のステップでは、個人や集団レベルでどの程度、介入による影響が継続しているかを確認する。

　ほかに、類似の評価枠組みとして、PIPE Impact Metric（Penetration；対象集団への活動の浸透割合、Implementation；活動の実施状況、Participation；活動への参加割合、Effectiveness；活動の効果）があります。

- **国際生活機能分類（ICF）**

　WHOは、健康や疾病に関連するすべての項目を分類する作業を現在進めており、それらは中心分類、関連分類、派生分類から構成されます。これら一連の分類は、WHOによる国際分類ファミリー（WHO-FIC）と

呼ばれています。中心分類には、あらゆる疾患を分類する国際疾病分類（ICD）と、人間の生活機能と障害を分類する国際生活機能分類（ICF）があります。ICFは、その前身である国際障害分類（ICIDH）が機能障害と社会的不利というマイナスの面だけに着目していた点を改めて2001年に開発された分類です。上田敏によれば、この特徴は、①生命・生活・人生を包括する生活機能を含んでいる、②生活機能というプラスの面を重視している、③心身機能・構造、活動、参加という要素の相互作用を示している、④そこに環境要因と個人要因が介在している、⑤適切な訓練などの働きかけで「できる活動」から「している活動」へ改善することができる、といった6項目を挙げ、従来のICIDHから大きく改善されたモデルであるとしています。

　ICFは分類ですが、障害があろうとなかろうと、すべての人が健康を自律的制御していく指針として優れたフレームを提供していることから、ヘルスプロモーションのツールとしても、有効活用できます。

6. 自律性を引き出すアクチュアリティ先行の手法

（1）リアリティとアクチュアリティ

「モノ」を意味するリアリティと、「コト」を意味するアクチュアリティ

　自律的制御を実施するときに、とても参考になる考え方があります。この考え方を理解していると、多数の人々の討論をファシリテーションする際に有益なので、紹介しておきましょう。

　とくに、前節の「（2）参加型開発または計画づくり手法」で挙げた「地域づくり型保健活動（SOJO）」モデルから「プロジェクト・サイクル・マネジメント法（PCM）」までの7手法には、多かれ少なかれ、ある共通した基本的段取りがあります。それは、アクチュアリティ（actuality）をリアリティ（reality）に先行させる、というプロセスです。

　リアリティとアクチュアリティという考え方は、内山研一が英国で開発

された前述のソフトシステムズ法（SSM）をわが国に紹介する際に、精神病理学者であった木村敏博士の所説をヒントにして導入した概念です。リアリティとアクチュアリティの双方とも、日本語辞書では「現実性」という訳語が当てられていますが、木村によれば、両者は本質的に違う概念だそうです。彼は、「リアリティとは、公共的な認識によって客観的に対象化されるもので、科学は世界をリアリティとして対象化する」と述べています。また、「これに対して、アクチュアリティとは、生きるための実践的行為に属し、それはいかなる仕方でも客観的・公共的な対象とはなりえない」といっています。

　むずかしい説明ですが、要するに、リアリティとは客観的に測定可能な現実世界であり、アクチュアリティとは主観的経験的に認識される実存世界を表わしている、ということです。

　例えば、リアリティがストップウオッチで測定できる5分間という時間であるとすると、アクチュアリティとはコーヒー1杯が飲める感覚的な時間に相当します。あるいは、大地が動いている地動説がリアリティなら、私たちが日常感じている天が動き大地は不動とする天動説がアクチュアリティになります。

　リアリティは、ラテン語の"res"から由来し、モノや事物を意味する語彙の派生語であることから、認識対象となる「モノ」を意味し、科学的還元主義にもとづく形式知（言葉や数値で説明が可能）であると説明されます。これに対して、アクチュアリティは、ラテン語の"actio"、行為を意味する語に由来することから、認識する「コト」を意味し、自身の行動経験にもとづく経験知・暗黙知（言葉や数値で説明が困難）を指します。

　私たちの日常では、リアリティとアクチュアリティは混合し合っていて区別できませんが、ある特殊な疾患では、この両者は区別されます。例えば、自分が自分の体や心から離れているように感じられる離人症という病気があります。この患者は、車の車庫入れを行う際に、車庫の後壁までの距離はリアリティとして理解できても、バックしながら車を入れるという経験的認識が欠如しているので、車庫入れができないそうです。このような場合に、はじめて両者の違いが現れる、とされています。

専門家が考える健康と当事者が理解する健康のギャップを埋める作業

　ところで、人間が健康を理解し、そこに意味を見出すとき、認知という心理的プロセスが働きます。健康に関する情報を集め、取捨選択し、それを解釈して理解することが必要になります。こうした認知能力のことをヘルスリテラシーと呼ぶことは、前節で説明した通りです。

　人間の認知の仕方には、人は客観的に正しい物事だけを認知するとは限らず、むしろ多くの場合、自分の経験や価値にもとづいて物事を認知する、という特性があります。このような現象を内山は、リアリティとアクチュアリティという概念で説明をしています。では、この区別をヘルスプロモーションの実践場面に当てはめて説明してみましょう。

　リアリティとは、専門家が示す健康を意味し、アクチュアリティとは、患者や住民などの健康の当事者が理解する健康を意味すると考えられるでしょう。従来の健康の捉え方では、医師など専門家が判断するリアリティとしての健康が優先され、専門家が示す健康像に関心が払われてきました。例えば、血圧の値が診断基準範囲に収まるように血圧をコントロールするなどの場合が典型的です。

　しかし、実際に大多数の人々が健康に関して感じていることは、生理的に「病気でない状態」「快食・快眠・快便」だけでなく、心理的に「幸せであること」「愛する者と一緒にいること」、社会的に「仕事や勉強ができること」「生きがいが持てること」などではないでしょうか。これらは、人生の中で体験し、学習した結果のアクチュアリティとしての健康です。

　読者の中にも、リアリティが示されて、それに従えといわれて、頭ではわかったとしても、心では納得できない、という場面が多々あるのではないでしょうか。このようなとき、当事者が心の底から納得をして、受け入れ、主体的に健康づくり活動へ参加するには、リアリティの前にアクチュアリティとしての健康を尊重する必要があるのです。すなわち、卑近な表現をするならば、集団での意思統一をするには、統計資料などを見せる前に、まずは参加者のみんなで「ワイワイ」「ガヤガヤ」して自分たちの思いを話し合ってみる、というプロセスがまずは必要だ、ということです。

(2) アクチュアリティ先行の進め方

まずは、当事者のアクチュアリティとしての問題点や理想像を表出させる

　アクチュアリティをリアリティに先行させる具体的な進め方は、次のようなプロセスを取ります。

　まず、専門家による客観的分析結果（リアリティ）を提示する前に、住民などの当事者が考え、感じるアクチュアリティとしての問題点や理想像を表出してもらうことが大切です。次に、表出されたアクチュアリティは、客観的に提示されたリアリティ（例えば、データにもとづいた地域分析結果など）と比較します。この比較を通じて、当事者と専門家の双方は、アクチュアリティとリアリティの両者の違いを認識することができます。自分たちが思い描いてきた姿と、客観的データが示す真実の姿の違いに気づくとき、関係者は自分たちに何が足りないか、何をなすべきかを学習することになります。その違いが驚愕の念をもって認知されたなら、学習効果およびその後の行動の動機づけはさらに大きくなる、といわれています。

　このようなプロセスによって、達成するための条件や目標が明白となり、関係者間での共有化も可能になります。その結果、役割分担が明確となり、具体的行動が計画できるようになります。もし、リアリティを先行させた後にアクチュアリティを追随させても、関係者の認識は深化せず、したがって学習効果も低くなってしまいます。当事者による自律的制御を促す活動においては、この順番がとても大事になります。

「あるべき姿」を設定し、その実現のための条件整備を計画化する

　前述した「SOJO モデル」「LIP」「SSM」「PRA・PLA」「APA」「バンブー手法」、そして「PCM法」は、多かれ少なかれ、参加者が自由に発言できるステップ、つまりアクチュアリティをリアリティに先行させるプロセスを採用しています。とくに、SOJOモデルとSSM法は、このプロセスを重要視しているのが特徴です。

「SOJOモデル（地域づくり型保健活動）」では、はじめに「あるべき姿」を設定し、これを実現するための条件整備を計画化していく、という方法をとります。あるべき姿は、できるだけ具体的であることが望まれ、そのため、挙げられる条件も活動計画もより具体的となります。活動計画が具体的で限定的であっても、それらの事業が実施されることで、より包摂的なシステムが整備され、他分野への波及効果が期待できると考えられています。このような波及効果を「花びら理論」と呼んでいます。例えば、寝たきりの高齢者が孫の小学校の運動会を参観することが実現できれば、その小学校には障害者等もアクセスしやすい環境が整い、その他の状況においても寝たきりの高齢者の外出が可能になってくるはずです。

　SOJOモデルでは、あるべき姿と条件を表出させるステップを「参加型目的描写法（PGVM）」と呼んでおり、参加者のアクチュアリティをとくに重視した手法ということができます。

関係者の「コト」を通して目標等を定義し、達成策や解決策を考案する

　「SSM法（ソフトシステムズ法）」は、systems engineeringやoperations researchなどのハードシステムズ法の限界が指摘される中で開発された方法です。ハードシステムズ法とは、明確な目標を定義し、これを達成する最も効率的な手段を取捨選択する、というやり方をいいます。主に、軍事計画やアポロ計画で大きな成功を見た方法です。ところが、アメリカ政府は、連邦行財政の立て直しや貧困街の整備問題にも、この手法の適用を試み、ことごとく失敗をしました。その理由は、行政組織や社会プログラムでは、明確な目標や解決すべき問題を定義することが一般に困難で、しかも関係者の問題状況に対する認識も画一的ではないためです。こうした限界を踏まえ、問題状況を関係者が認識する「コト」を通して、目標や問題を独自に定義し、その達成策や解決策を考案するやり方として開発されました。参加者の成長していく学習過程を重視した手法ともいわれます。

　また、「APA法（参加型組織開発法）」や「バンブー手法」も、アクチュアリティ先行の手法といえます。とくに、参加者に自らの資産、能力、成

功事例などのポジティブな側面を認識させ、それらの資源を利用して、将来像を実現する行動計画を立案させる、という点が特徴です。APA法を開発したオデル氏は、ネパールの農村に住む人々が自尊心を喪失してしまったのは長年、ネパールが他国と比較され、開発が遅れているといわれ続けた結果であると考え、人々の潜在力や成功例を尊重したAPA法を編み出したと述べています。バンブー手法もまた、パターナリズムという他者への依存心が強く、自律心が弱く、自尊心を失っていた東北ブラジルの農民の人たちには必要な手法であったといえます。

7. 他者との脱比較論

他者との比較を超え、自らの尺度で行動を律する「自律」

　ところで本章では、「自律」についての定義もあいまいなまま、自律的制御の議論を進めてきました。改めて、「自律」とは何なのでしょうか。

　広辞苑を引くと、自律とは、外部からの制御から脱して、自身の立てた規範に従って行動する、とあります。前述したように、オタワ憲章につながったキックブッシュの論文では、自身が立てるこの規範のことを「人々自身が健康を定義する」と表現しました。ここからもわかるように、ヘルスプロモーションの底流には、健康とは、比較で語るものではなく、自身の価値尺度に従って論じられるべき、とする考えもあることが理解できます。これまでのほとんどの健康政策は、他者や他地域との比較、それも多くの場合は、数値で比較を行って、健康レベルの良し悪しを評価することが一般的でした。しかし、ヘルスプロモーションが自律性を重視するのは、他者との比較を超え、自身の健康価値を尺度に行動を律する、という考え方も含んでいるからなのです。

脱比較の自律性優先の考え方も有するヘルスプロモーション

　いい換えれば、これまでの健康科学が常套手段としていた比較論を否定

はしないものの、ヘルスプロモーションの登場で「脱比較論」も視野に置くことができるようになった、ということです。

　個人レベルでいえば、血圧や血糖値を基準値と比較して、これを改善するというだけではなく、個人が立てた規則正しい生活習慣を送って気持ち良く毎日を生きよう、といった目標に近づくように自分のライフスタイルを見直すことに関心を払うとか、集団レベルでいうなら、地域比較で劣勢な健康状態のレベルを改善するということばかりではなく、そこに生活する人々がどんな地域にしたいのかを考え、思い描いた健康的な地域の姿を実現するプロセスを採用しても良い、ということです。

　なお、前述したアクチュアリティをリアリティに先行させるというプロセスは、実はこの脱比較論とも関係があると考えられます。他者との客観的比較を常套手段とするリアリティ先行の方法よりも、自身の持つ価値、信念、経験等から形成されるアクチュアリティを先行して議論させる方法は、自らの規範を尊重するという自律性を優先した手法といえるからです。

　このようにヘルスプロモーションは、自律的制御を重視しているため、他者との比較を必ずしも必要としない脱比較論というユニークなものの見方も提示しています。そのような点にも、留意しておきたいところです。

8. ヘルスプロモーションの自律的制御モデル

　いよいよ本節では、これまでの考察を踏まえ、ヘルスプロモーションの自律的制御プロセスのモデル化を試みようと思います。その準備として、3つのことを検討しておきましょう。

（1）創発現象

協調行動がもたらす1＋1が2よりも大きくなる現象

　最初に、「創発（emergence）」という現象を説明します。
　創発とは、複雑系科学から生み出された用語で、多数の要素が集まった

ときに個々の要素から予測できなかった性質が現れることを意味します。つまり、1 + 1は2よりも大きくなるということです。

　この現象は、自然界や人間社会のいたるところで見出すことができます。良く引き合いに出される例が、アリの創発現象です。個々のアリは、単純な頭脳と行動をする習性を持っているに過ぎませんが、多数集まると、複雑に機能分化したアリの巣（子育ての部屋、繁殖の部屋、食糧貯蔵庫など）をつくり出したり、敵に対して集団で戦いを挑んだりするなどの集団行動を発揮します。また、働きアリ、生殖アリ、軍隊アリなど、高度に分化した社会を形成しているのですから、驚きです。

　さらに、より高度に進化した人間の経済行動にも、創発現象は認められています。破れたジーンズを履いている人を見かけた別の人が破れたジーンズに興味を持ち、同じようなジーンズを履いたとします。すると、それを見たまた別の人も、同様の破れジーンズを購入して履いたとします。このように流行が形づくられるプロセスもまた、消費者の選好のダイナミズムと呼ばれる創発現象なのです。

　地域の個々の人が集団となり、協調行動を起こした場合にも、しばしば創発現象が生じます。この現象のおかげで、ひとり一人の存在からでは予測がつかなかったような結果を生み出すことができるようになります。

（2）人的資本と社会関係資本

社会関係資本が蓄積した社会では協調行動が起こりやすい

　次に、ヘルスプロモーション活動とは「人的資本（human capital）」と「社会関係資本（social capital）」の相乗作用である、とする考え方について説明しましょう。ここでいう人的資本とは、簡単にいえば、個人の持つ資質のことであり、社会関係資本とは、個人同士の間の社会的絆のことを指します。

　2000年に世界銀行が発行した『世界開発報告』で取り上げられてから関心が高まってきた社会関係資本について、ここで少し詳しく触れたいと思

いXます。社会関係資本が文献上はじめて記載されたのは、1916年のライダ・ハニファン（L. Hanifan）が米国における学校教育のパフォーマンスを決定する要素として注目したことにはじまります。その後、社会学者のピエール・ブルデュー（P. Bourdieu）が個人の人間関係を強化するものとして、また同じく社会学者のジェームス・コールマン（J. Coleman）が個人に協調行動を起こさせる社会構造もしくは制度として、社会関係資本を取り上げました。

　今日、社会関係資本が盛んに論じられるようになったきっかけは、米国の政治学者ロバート・パットナム（R. Putnam）が1993年に発表したイタリアの研究結果でした。北イタリアの社会は民主的に機能しているのに対して、南イタリアの農業社会ではそうでないのはなぜだろうか、と調べていくうちに、その相違が信頼、互恵に関する規範、市民参加に関わるネットワークといった社会関係資本の蓄積の違いによる、ということを見出したのでした。彼は、さらにその考え方を一般化させ、社会関係資本が蓄積した社会では、人々の社会的な協調行動が起こりやすい、とその意義について指摘しました。

　一方、この社会関係資本の概念を最初に公衆衛生に紹介したのは、リチャード・ウイルキンソン（R. Wilkinson）です（1996年）。以降、保健領域では、ソーシャル・ネットワークやソーシャル・サポートといった社会関係資本と種々の健康との関係性について、数多くの研究が精力的に実施され、両者の間に正の関連性のあることが検証されてきました。

開発プロジェクトの成果を高めるとして、開発援助機関も社会関係資本を採用

　これを契機に、先ほど述べた世界銀行やわが国の国際協力機構（JICA）などの開発援助機関も、この概念を積極的に取り入れ、地域展開型開発プロジェクトの成果を高めるものとして、社会関係資本の活性化を試みるようになりました。

　そうした中、英国の国際開発省（DFID）は、持続可能な生計改善の枠組みを作成する過程で、見える見えないにかかわらず、地上にあるすべて

の資源・資産を5つの資本に整理しました。

その5つとは、①人的資本（個々人の知識、能力、技術、ヘルスリテラシーなど）と、②社会関係資本（人々の間にある信頼、規範、ネットワークなど）のほかに、③金融資本（financial capital。財やサービスなど）、④物的資本（physical capital。物品、建物など）、⑤自然資本（natural capital。水、土地など）を指します。

金融、物的、自然の3つの資本は、使用すればするほど目減りしますが、人的と社会関係の2つの資本は、使用すればするほど強化し蓄積されていく、という性質を持っています。人間のあらゆる活動をこれら5つの資本の関係で説明しようとする大変ユニークな発想であると思います。

あえて資本という用語を使用する必要もないのではないか、という意見もありますが、社会活動は資源や資産という資本を個人や社会が貯めていくのだというイメージが多くの人に理解されやすいので、この考え方が広まったのではないでしょうか。

セッティングにおける創発現象こそヘルスプロモーションそのもの

ヘルスプロモーションにおける人々の協調行動というのは、人的資本と社会関係資本の相乗作用による創発現象ではないか、と私は考えています。

人々は、ある目的を設定し、その目的達成のために協調行動をとるようになるものです。そのプロセスを分解してみると、個々人がエンパワーメントされつつ、人的資本を蓄えていくと同時に、人々の間に助け合いのヒューマンネットーワークが強化されつつ、社会関係資本が蓄積されていき、やがて自分たちの健康の決定要因を自律的制御する協調行動が生じる、と整理されます。これこそが、ヘルスプロモーションの活動であると考えられます。

地域や職場などのセッティングという場に生じるこのような現象は、個々人の総和以上の成果を生み出すことになるわけですから、まさに創発といえます。

私は、これを「創発モデル（Emergence model）」として図案化（**図3**）

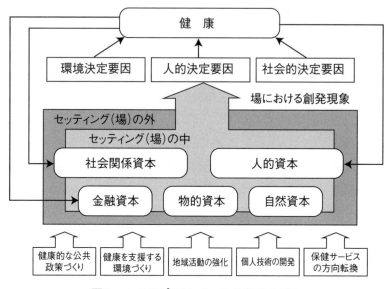

図3　ヘルスプロモーションの創発モデル

し、論文で発表しました。このアイデアは、後述する自律的制御モデルに
活かされています。

（3）WHOの保健システムのフレームワーク

新たな保健システムのフレームワークを提案したWHO

　自律的制御モデルを準備する前に、もう一つ検討しておくべきことがあ
ります。

　それは、プライマリヘルスケアをWHOの保健システムモデルを使い、
図案化する作業についてです。WHOがプライマリヘルスケアを基盤にし
て保健システム強化に乗り出した歴史については、前章で詳しく説明しま
した。そのきっかけが、WHOの2000年の年報『世界保健報告』であったこ
とにも触れました。しかし、不手際な手法で、世界中の保健システムをラ
ンキングしたことから反発を招き、その報告書で提案された保健システム

のフレームワークは結局、闇に葬られることになってしまいました。

　そこでWHOは、2007年に『保健システム強化のための指針Everybody's Business –Strengthening health systems to improve health outcomes』を刊行し、システムを構成する6つのブロックと4つの目標およびアウトカムからなる新たな保健システムのフレームワークを提案しました。この枠組みは、世界中に受け入れられ、今日に至っています。

　一度、世界銀行に保健システムのお株を奪われた苦い思い出のあるWHOですから、「今度こそは」とお得意の科学的アプローチでしっかりとシステムの型を明示したところに、WHOの手で再建しようという意気込みが感じられます。

保健システムの6つのブロックで示すプライマリヘルスケア

　さて、その保健システムのフレームワークに示されたブロックというのは、①保健サービス提供（service delivery）、②保健人材（health workforce）、③保健情報（information）、④医薬品や医療技術（medical products, vaccines and technologies）、⑤保健財政（financing）、そして、⑥リーダーシップとガバナンス（leadership / governance）の6つです。

　これらのブロックが意味することは、ヒト（保健人材）、モノ（医薬品と医療技術）、カネ（保健財政）、ジョウホウ（保健情報）という素材を上手にマネジメント（リーダーシップとガバナンス）して、高品質の保健サービスを提供する、という一連のプロセスが保健システムの機能だということです。

　ちなみに、4つの目標には、健康の改善（improved health）は、いうまでもありませんが、期待への対応（responsiveness。人間の尊厳や自己決定が守られ、病気による不安や恥ずかしさに陥らないようにすること）や、社会的経済的な負担からの保護（social and financial risk protection。保健サービスに対する出費により破局的経済負担から守られること）、また効率的であること（improved efficiency）が挙げられています。

　この枠組みを使用して、私はプライマリヘルスケアをこの保健システム

の6つのブロックで表示することにしました。

（4） 自律的制御モデル

プライマリヘルスケアとヘルスプロモーションの自律的制御モデル

　こうして図案化されたものが、**図4**に示す「プライマリヘルスケアとヘルスプロモーションの自律的制御モデル」です。

　このモデルが意味することは、ヘルスプロモーション活動における健康の決定要因を人々が自律的にコントロールしていく行動は、オタワ憲章に挙げられたヘルスプロモーションの5つの活動を展開しつつ、金融、物的、天然資本を利用しながら、人々が自らの人的資本と社会関係資本を蓄積していくプロセスである、と説明することができます。そのプロセスの中で、

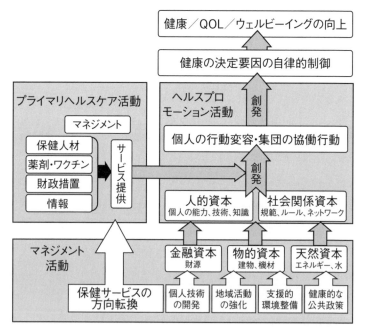

図4　プライマリヘルスケアとヘルスプロモーションの自律的制御モデル

個人が行動変容したり、集団が健康向上のための協調行動を行ったりすることは、身近な資源であるプライマリヘルスケアが提供する保健サービスを活用することによって促進されます。その結果、個々の行動変容や協調行動が創発現象を起こして、健康やQOL、ウェルビーイングの向上が達成されるのだと考えられます。そして、健康の向上がさらに人的資本や社会関係資本の蓄積にフィードバックされることも、期待できます。これが、自律的制御モデルの描くヘルスプロモーション活動のシナリオです。

このモデルは、ヘルスプロモーションの持つ「実践の顔」として見ることができます。なぜなら、このモデルの意味する個々のパーツをプロジェクト活動に当てはめることで、具体的な事業が企画できるからです。

事実、私は、このモデルがぴったりと当てはまるJICA支援によるボリビア国母子保健プロジェクトに10年近く関わってきました。JICAのすべてのプロジェクトが本章5節で示したプロジェクト・サイクル・マネジメント法（PCM）によって、プロジェクト・デザイン・マトリックス（PDM）を作成し、PDMにもとづいてプロジェクトの運営がなされました。ボリビアのプロジェクトでも、PDMを作成しました。

PDMは、3つの成果（outcome）から構成されていますが、これらは、自律的制御モデルの図4にあるプライマリヘルスケア活動、ヘルスプロモーション活動、そしてマネジメント活動の3つのパートに相当しています。成果1は、「母子へのヘルスケアの質的向上」ですが、プロジェクトでは1次・2次医療機関のプライマリヘルスケアの質的向上を図るため、医療従事者の研修や医療機器材の供与を行いました。成果2は、「住民参加による保健活動の促進」ですが、ここではコミュニティで保健スタッフが住民を組織化し、手洗い励行、栄養ある食事摂取の推進、町中の共同清掃、予防接種の徹底などに関するヘルスプロモーション活動を実施しました。成果3は、「市町村のマネジメント能力強化」ですが、ここでは、成果1と2の持続性を担保するために地域診断をしたり、そのための情報分析や、必要な保健活動の予算を獲得したりする能力強化の研修を実施しました。

ボリビアの事例だけではなく、私は世界中で実施されている105件のJICAによる保健プロジェクトのPDMを分析してみたのですが、自律的制

御モデルのプライマリヘルスケア活動、ヘルスプロモーション活動、そしてマネジメント活動の３つのパートのどれかに、すべてのプロジェクトの成果が当てはまることを見出しました。

このことからもわかる通り、国外だけでなく、国内でも展開される保健事業はこの自律的制御モデルの３つの活動で構築できると考えられます。

9. 能動的依存と非役割的参加

「自立とは依存することだ」

本章を終えるにあたり、ここでは、自律的制御の概念をさらに発展させた考え方を２つ、ご紹介します。

はじめに、「能動的依存」という考え方を取り上げてみます。依存には、他人任せでその場限りの偶発的な助けを期待しているだけの「受動的依存」がある一方、自ら進んで計画的に他者へ接近する「能動的依存」があります。

中村尚司は、「自立とは依存することだ」と述べています。パラドックスのようなこの考えを理解するため、彼の言葉をいくつか借用しましょう。

「完全無欠の自立など、この世のどこにもありえない」「多様なものが相互に支え合う共存こそが、自立を促すのである」「何でも自分でするのが本当に自立の方向だといえるだろうか。他者に依存する度合いが少なくなればなるほど、人々の暮らしはしだいに孤立する」

中村は、「依存すればするほど自立する」という考え方の説明に、小島直子著の『口からうんちが出るように手術してください』という不可思議なタイトルの本を引用しています。その主人公は、先天性脳性小児麻痺で、自身では大小便も処理できない24時間介護を必要とする身体でした。そんな彼女が自立した生活を目指して行動する日々を綴った本で、主人公の彼女は、恋愛も失恋も体験します。そして、恋人とのデートの時間に、介護者なしでできる排泄の方法はないだろうか、と考えました。その中で、少しでも自立に近づくために「口からうんちが出るように手術してくださ

い」という切実な要求が生まれてきたのだといいます。こうした願いの中で、彼女の自立度は年を追って高まっていき、一人だけに依存して車椅子を押してもらうことから、二人、三人と押してくれる人が増えていきました。たった一人に依存していると、その人の都合や気分に左右されてしまいますが、押してくれる人が増えれば、選択の幅が増えます。彼女にとっては、これこそが孤立ではない自立への方向である、と中村は考え、その結論として、「自立とは依存することだ」という考え方に辿り着いた、と振り返っています。

　また、実在した難病の筋ジストロフィー患者である鹿野靖明をモデルに映画化もされた『こんな夜更けにバナナかよ』（渡辺一史著）でも、同じように依存していくことによって、自立を深めていった話が描かれています。夜中にバナナを食べたい主人公に、バナナを求めて奔走するボランティアの姿を描いたストーリーには、主人公のわがままに翻弄されただけではない人間関係の感動があります。

　こうした部分に見られる人間観は、和辻哲郎が「人は人間関係においてのみ人たり得る」と述べたような、人間の実存性と深い関係があるように思われます。

　中村の自立の論理を借用すれば、自律的制御を持続的に可能とするためには、特定の人物、施設、制度などに依存するのではなく、できるだけ多くの人や仕組み、機関、ネットワークに依存の対象を拡大していくべきなのでしょう。自律と自立の違いはあるものの、この能動的依存は、自律的制御を考える上で示唆に富んだ深い見方だと思います。

何ら特別な役割を担っていなくても精神的・社会的健康を享受できる

　次に、「非役割的参加」について、考えてみましょう。

　社会学者のタルコット・パーソンズ（T. Parsons）は、社会構造理論の中で、「社会構造とは、行為者がその能力に応じて相互に関係を持ちつつ役割を演じる場合の型相化された関係の体系である」と述べています。型相化という言葉が出てきましたが、要するに、この社会は期待される行為を

行うことによる多くの役割からできている、という意味です。このように社会を捉える考え方は、多くの社会学者によって支持されてきました。

　私たちもしばしば、人々にそれぞれの役割を忠実に演じてもらうこと、社会に積極的に参加してもらうことを、暗黙のうちに期待してやいないでしょうか。そして、社会活動に参加するときに私たちは、社会が期待する役割を常に担わなければならないものなのでしょうか。

　北海道日高地方に「べてるの家」と呼ばれる、精神障害者のための社会復帰施設があります。そこは、患者に施設が期待する何らかの役割を負わせたり、規則を強制したりすることを一切しない、というユニークな活動を展開していることで有名です。しかし、患者の社会復帰という目的は、しっかりと果たされており、施設が販売している海産物の売上げはなんと億単位（円）にも達する、といわれています。一方、施設に対し、何ら特別な役割を担っていない患者にとっても、その施設は居心地の良さを提供しています。仲間と一緒にいるという事実だけが、その患者にとって、自身の喜びや平安となり、精神的あるいは社会的健康を享受できているわけです。あるいは、彼らの存在そのものが施設の目に見えない役割を担っている場合があるのかもしれません。

　この事例は、「非役割的参加」が健康を向上させる要因になり得る、ということを示唆しています。ヘルスプロモーション的に考えれば、これも、十分に自律的制御の一形態と考えられます。自律とは、必ずしも他者から見て積極的である必要はない、ということを教えてくれる事例です。

　ヘルスプロモーションの脱比較論から見れば、自律の定義も自身の規範に従えば良い、と思わせてくれます。

第3章

ヘルスプロモーションの因果律モデル

　バンコク憲章で「健康の決定要因をコントロールする」という文言が加わったおかげで、ヘルスプロモーションの定義がより明確になりました。この決定要因を「原因」とすれば、健康は「結果」という関係になります。すなわち、ヘルスプロモーションとは、原因が結果を導くという「因果律」を健康科学に適用した戦略と読み解くことができます。

　そこで本章では、「ヘルスプロモーションの因果律モデル」について、詳しく説明します。因果律は元来、すべての科学の根本原理の一つとされています。第5章で詳しく述べますが、ヘルスプロモーションが広く奥深いのは、この因果律にもとづいているからである、と考えられます。公衆衛生学の診断や実践の基本となる疫学も、因果律を基本としています。したがって本モデルは、ヘルスプロモーションによる科学分析の基本になるため「科学の顔」を表していると考えられます。

　本章では、因果律モデルという一見、単純な構図から、実に膨大な考え方や見方が導かれていることを説明します。因果律を理解することは、健康を広く見渡せる公衆衛生マインドを持つことにつながるということでもあるので、興味をお持ちいただけるでしょう。

1. 因果律の健康科学への適用

因果律は科学における最も普遍的な根本原理の一つ

　私たちの誰もが知らず知らずのうちに身につけているこの世の中の法則性の1つに、「因果律」もしくは「因果関係」があります。

　因果律には、2つの意味があります。1つ目は、原因と結果の結びつきの関係性を意味し、2つ目は、原因が結果を導くという時間の概念が組み込まれた意味です。後述するように、極小世界を探求する量子力学や熱統

計学など若干の例外はあるものの、その因果律は、自然科学のみならず、社会科学や人文科学においてさえも、最も普遍的な根本原理の一つであると理解されています。もし、因果律が成り立たないとすると、私たちが行うどんな行為も介入も意味のないものになってしまいます。

　私たちは、ある結果を期待して、原因に操作を加えるわけですから、もし、そのような関係性が崩れたならば、何かをしようなどという気にはならないでしょう。因果律は、単純明快とも思える法則ではありますが、数学的・論理学的に論証されているものではなく、あくまでも経験的に知られていることです。とはいえ、因果律は、健康向上を達成しようとする営みにおいては、重要な原理と考えられます。

　多くの科学が因果律を基本にしているのであれば、これを健康科学に適用させることは自然な発想です。結果を「健康」とするなら、その原因は、健康に影響を与える「健康の決定要因」となります。詳細は後述しますが、決定要因には遺伝、年齢、性などの生物学的要因のほかに、ライフスタイルからなる行動学的要因、教育、収入などからなる社会経済的要因、住環境や地域状況などの環境要因などがあります。そのほか、ヘルスケア（保健医療サービス）も、重要な要因として挙げることができます。

プライマリヘルスケアとヘルスプロモーションが併存する「因果律1層モデル」

　結果をすべての人々の健康（Health for All）とする場合、ヘルスケアは欠くことのできない健康の決定要因の一つです。

　このヘルスケアを提供する指針をプライマリヘルスケアと考えると、そのほかのすべての決定要因への介入への指針は、ヘルスプロモーションとなります。繰り返しになりますが、ヘルスプロモーションとは、人々が自らの健康の決定要因をコントロールするプロセスであるからです。

　こう考えることで、世界中のすべての人々の健康という結果をもたらす原因への介入として、因果律上にプライマリヘルスケアとヘルスプロモーションとが併存する図が描けます。これが、「ヘルスプロモーションの因果律1層モデル」です（**図5**）。

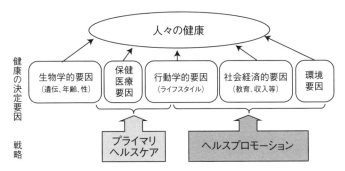

図5　プライマリヘルスケアとヘルスプロモーションの因果律1層モデル

　このモデルは、決定要因が一層からなる至極単純な構図から成り立っています。しかし、これまでプライマリヘルスケアとヘルスプロモーションを併存して描いた概念図は、ほかに見たことがありませんし、このモデルから実にさまざまな考え方が派生してくるのですから、興味深いです。

　なお、図5に示した遺伝や年齢、性別などの生物学的要因に対する介入については、近年の医学の発達で少しずつではありますが、存在するようにはなってきました。しかしながら、まだそれに対する健康戦略が存在していないので、現時点では空白にしてあります。

2. 健康の決定要因

ヘルスプロモーションの介入対象である健康の決定要因の5つの分類方法

　WHOヨーロッパ地域事務局が1984年に公表した『ヘルスプロモーションに関する行動原理』の中で、健康を背後で規定している条件や要因（健康の決定要因）を分析し、次いで、それら要因ごとに介入策を複数用意し、最適な方策を選択するというアプローチを行うことを提案しています。これを、ヘルスプロモーション活動と呼びます。

　つまり、ヘルスプロモーションは、健康の決定要因への介入のアプローチにほかなりません。そのため、健康の決定要因に何があるのかを慎重に検討し、介入が可能であるかどうかを吟味する必要があります。

健康の決定要因は、さまざまな分類方法がありますが、ここでは次の5つの分類法を見てみましょう。

・「生物学的要因」

まずは、「生物学的要因」です。これに属するものとしては、年齢、遺伝、体質、性別などが挙げられます。前述のように遺伝、体質、性別などにも、現代医学によって介入は可能になりつつありますが、まだその方法や普及は限定的です。

このようなヒトの側の要因のほかに、病原微生物とその感染経路を仲介する媒介動物なども生物学的要因に入れることもあります。例えば、低中所得国を中心に毎年3〜5億人が感染し、そのうち150〜270万人を死に追いやるマラリアは、媒介昆虫であるハマダラ蚊を介して伝播する疾患で、そのための介入として、蚊帳の使用や家屋周辺の蚊の駆除が行われます。本書ではこうした媒介動物は、環境要因に区分することにします。

なお、特殊な生物学的要因として、近年、胎児期の要因がその後の健康に影響していることが解明されつつあるので、それに触れておきます。例えば、胎児がまだお母さんの子宮の中にいる間に低栄養状況に晒されることが低出生体重となり、その上、その人が成人になると、2型糖尿病や虚血性心疾患などを引き起こすリスクが高まるといったことが指摘されています。最初の提唱者の名前にちなんで、バーカー（Barker）仮説と呼ばれていましたが、最近では、さらに統合失調症などの精神神経疾患も胎児に起源を持つとする研究結果が多く出されるようになり、今ではDOHaD（胎児プログラミング仮説）と呼ばれるようになっています。

・「保健医療要因」

次に、ヘルスケアサービスによる「保健医療要因」も、大切な健康の決定要因です。

その一例として、全世界で年間300万人に上る妊産婦死亡を取り上げてみましょう。米国コロンビア大学のデボラ・メイン（D. Maine）らは、過去の膨大な妊産婦死亡の原因を分析した結果、その大半は出産時に突発的に起こる出血、子癇等が原因であり、産前・産後健診でリスクを予測することがほとんど不可能であることを明らかにしました。そこで、世界銀行

やユニセフは、緊急産科ケアの設備を保健医療サービスとして提供できる仕組みづくりに乗り出しました。産科救急のサービスが妊産婦の健康を左右していたからです。

・環境要因——「社会経済的要因」と「その他の環境要因」

「環境要因」は、大きく「社会経済的要因」と「その他の環境要因」に分類されます。

社会経済的要因には、教育、収入（貧困）あるいは制度、組織、伝統などが含まれます。一方、その他の環境要因には、自然要因としての気象、地勢、自然災害などや、ゴミ、水、住居などの生活環境、さらに特殊な例として、紛争や飢餓なども含まれます。こうした環境要因のうちの社会的決定要因については、近年大きな関心が寄せられており、この後の節で詳しく論じたいと思います。

・「行動学的要因」

最後に、「行動学的要因」としてのライフスタイルです。

健康の決定要因としてのライフスタイルは、反復かつ継続的な行動（behavior）であって、突発的におこる行為（action）は含まないことが一般的です。

ライフスタイルが健康に影響を与えていることを示した初期の報告としては、前述しましたが、1965年から米国カリフォルニア州アラメダ郡において、カリフォルニア大学ロサンゼルス校のレスター・ブレスロー（L. Breslow）らが行った研究が、あまりにも有名です。住民7,000人を対象とし、9年間追跡した結果を「健康を規定する7つの健康習慣」として提唱しました。すなわち、①喫煙しない、②飲酒を適度にするかまったくしない、③定期的に運動をする、④適正体重を保つ、⑤7～8時間の睡眠をとる、⑥毎日朝食を摂る、⑦不必要な間食をしない——の7項目です。

彼は、生活習慣の良い集団と悪い集団を比較したところ、死亡率に数倍の差があることや、若年時の生活習慣ほど死亡率への関与が強いことを示しました。例えば、55歳男性でこれらの習慣の6項目以上遵守している人の平均寿命は25年伸びるのに対して、3項目以下では13.8年しか延伸していませんでした。また、45歳で6項目遵守している人は33年の平均余命が

あるのに対して、3項目以下しか遵守していない人は21年しかない、と
いった事実を見出したのでした。

　近年の行動科学の進歩は、目覚しいものがあります。その研究成果によ
れば、知識（knowledge）、態度（attitude）、価値（value）、信念（belief）、
自己肯定感（self-esteem）、認知（perception）、体験（experience）、期待
（expectancy）、予知（expectation）、自己管理（self-control）、技術（skill）、
自己効力感（self-efficacy）、社会的サポート（social support）、資源・手段
の入手（availability and accessibility of resources）など、多次元の要素が、
行動要因に影響を及ぼし得ることが明らかになってきています。

　また、喫煙、アルコール、薬物、性行動に関連する十代の望まない妊娠
やHIV感染、精神保健、暴力などのリスク行動に対しても適切なアプロー
チの試みが続けられています。

3. 健康の決定要因を拡大させた生物心理社会モデル

医学生物モデルから生物心理社会モデルへの転換

　健康の決定要因は従来、もっと限定的に捉えられていました。それがよ
り多様な要因を含む考え方に拡大されていった一つのきっかけを与えたの
は、1977年にニューヨークにあるロンチェスター大学医療センターの精神
科医ジョージ・エンジェル（G. Engle）が「医学生物モデル（Biomedical
model）」から「生物心理社会モデル（Biopsychosocial model）」への転換
を提唱したことでした。

　彼によれば、前者の医学生物モデルは、分子生物学をベースとした生物
学的・医学的要因にのみ焦点を当てたモデルなので、そのモデルでは、病
気に直結するような社会的要因や心理的要因、行動的要因を語る余地など
残されていないと批判しました。そして、それに代わるモデルとして、よ
り広範囲な決定要因を含む、生物心理社会モデルを提唱したのでした。

　この生物心理社会モデルは、画期的ではありましたが、概念的な記述に
とどまっているとの指摘もありました。とはいえ今日では、生物心理社会

モデルは広く受け入れられるようになっています。具体的には、生物的要因として神経、細胞、遺伝子、病原体などがあり、心理的要因として認知、信念、感情、ストレス、対人関係、対処行動などが挙げられています。また、社会的要因として、家族や地域の人々のソーシャル・ネットワークや、貧困や雇用などの経済状況、文化や教育などが含まれています。

集団の健康で見た場合、保健医療要因の寄与率は大きくない

　それでは、一体、健康という「結果」に、それぞれの決定要因が「原因」としてどの程度、関与しているのでしょうか。それは、時代や地域によって、大きく異なります。原始時代には、飢餓や猛獣の襲撃が大きな健康の決定要因でしたが、今日の多くの社会ではそうしたリスクは、稀です。

　さまざまな研究結果が報告されていますが、その一つとして、ミッシェル・マックギニス（M. McGinnis）らが、主として米国のデータをもとに推計した結果を紹介します。彼らの試算によると、米国民の死亡に対する生物学的要因の寄与割合は全体の30％、社会的要因は15％、環境要因は５％、行動学的要因は40％、保健医療要因は10％でした。実際に遺伝性が原因で死亡する割合は２％に過ぎませんが、遺伝は多くの生活習慣病の発症に関与しているため、生物学的割合が高くなっています。教育、雇用、貧富格差、貧困、住居などの社会学的要因は、想像したよりも低い値となっていましたが、今後の社会疫学の進展でエビデンスが蓄積されてくると、もっと高くなる可能性があります。この研究での環境要因には、米国社会を反映して、環境化学物質や麻薬等の薬物使用が中心のデータになっている傾向が見られます。

　当然のことながら時代や地域によって、決定要因の寄与率は大きく変わります。2020年以降、世界を急襲した新型コロナウイルスのパンデミックのような特異な場合にも、一時的に寄与率は大きく変動することがあり得ます。

　マックギニスらの結果を見て、保健医療要因の値が低すぎる、と思われたかもしれません。ヘルスケアは、個々人に対しては大きな決定要因にな

りますが、集団の健康で見た場合には、影響はそう大きくないことを
WHOも指摘しています。しかし、こうした数値は、どのデータを使用する
か、どの分類を用いるかによって大きく変動しますので、大局的な寄与の
割合という程度に理解しておくほうが良いでしょう。

4. 健康の社会的決定要因

(1) マーモット博士らによる健康の社会的決定要因

保健医療セクターのコントロールの外側にある社会的決定要因の存在を指摘

　わが国では近年、格差に対する議論が盛んになってきていますが、国際
社会においても、社会格差と健康格差が重大な関心事になってきています。
とくに、社会格差と健康格差との間に関連性があると指摘する報告が相次
いでおり、中でも経済格差が健康に多大な影響を及ぼしていることが良く
知られるようになりました。

　例えば、国民一人当たりの国内総生産GDPが年5,000米ドル以下の国民
の平均寿命は、GDPが低いほど急速に短命となっています（これを示す図
をPrestonカーブといいます）。すなわち、最貧国の国民は経済上の理由か
ら、最低限の保健医療サービスを受けられない上に、安全な水、生存に必
要な栄養を摂取できず、健康が蝕まれているのです。貧富格差のほかにも、
情報格差、ジェンダー格差などが健康に影響を及ぼしているというエビデ
ンスも、数多く発表されています。

　WHOヨーロッパ地域事務局は2003年、『社会的決定要因；根拠ある事実
(Social Determinants of Health – The Solid Fact)』を発表し、その中で、
健康の社会的決定要因（social determinants of health）に注目することの
重要性を世に喚起しました。

　この報告書は、社会的決定要因として、①社会階層（social gradient）、②
ストレス（stress）、③人生初期の経験（early life）、④社会的疎外（social
exclusion）、⑤仕事（work）、⑥失業（unemployment）、⑦社会的サポー

ト（social support）、⑧依存（addiction）、⑨食糧（food）、⑩移動手段
（transport）という10項目を挙げ、保健医療セクターのコントロールの効
く範囲の外部に、このような社会的決定要因が存在していることを指摘し
ました。

社会的決定要因を考慮しなければ公衆衛生は成功しないとし、委員会を設置

　2006年の世界保健総会がはじまる前夜に急死した第6代WHO事務局長
のリー・ジョンウク（Lee Jong-wook）は生前、健康の決定要因のうち、こ
の社会的決定要因を考慮しなければ、公衆衛生活動は成功しないと考え、
2005年3月に「WHO健康の社会的決定要因に関する諮問委員会
（Commission on Social Determinants of Health）」を組織しました。
　その委員長に就任したのは、ロンドン大学のミッチェル・マーモット
（M. Marmot）でした。2008年の諮問委員会報告では、豊富なデータを駆
使して、社会的決定要因が健康格差と関連していることが実証されました。
　WHOはその後、健康の社会的決定要因へは多分野間協力が不可欠であ
ること、社会的決定要因のさらなる研究と介入を重視すること、その具体
事例として、多様な生活習慣の中にある決定要因から影響を受けて発症す
る非感染性疾患予防にヘルスプロモーションを積極的に対応していくべき
ことなどを矢継ぎ早に決議しました。
　また、2011年にWHOは、ブラジルのリオデジャネイロで「社会的決定要
因に関する国際会議」を開催し、健康における不平等を克服するため、社
会的決定要因へ対処していくべきだとする宣言を採択しました。ちょうど
同じ頃の2005年にWHOは、タイのバンコクで開催した「ヘルスプロモー
ションの世界会議」において、世界を席巻するグローバリゼーションがど
のような形で健康へ影響を及ぼしているかを討議しており、国内外におけ
る不平等の増加、新しい消費パターンや新たなコミュニケーション形態の
誕生、地球規模で進行する商業化、環境破壊や膨張する都市化、止まらな
い戦争と紛争といっためまぐるしい生活環境の変化が、人々の健康を大き
く左右している、といったことが議論されました。

ステータス症候群の存在を明らかにしたマーモット博士

　ここで、社会的決定要因の進展に多大な功績を残したWHO諮問委員会の委員長・マーモット博士に触れておきましょう。

　彼は長い間、経済要因と健康との関連について研究してきた経歴を持っていました。研究者として駆け出しの頃、貧困と健康の関連に興味を示す人は、ほとんどいなかったようです。彼自身が貧困な幼少時代を体験していたことから、社会的不平等への強い関心と貧困者に対する同情の念が強かったといわれています。ちなみに、彼の長年の貧困と健康格差の研究に対する貢献を讃えて、英国のエリザベス女王からナイト爵（Knight）の称号を授与され、世界医師会の会長にも選出されています。

　彼は、英国の国家公務員を追跡したホワイトホール調査と呼ばれたデータを分析しました。ホワイトホールとは、ロンドンにある政府官庁が立ち並ぶ通りの名称ですが、日本でいう霞が関に相当する政府の中枢地域を指しています。その分析の結果、興味深いことがわかりました。公務員の職位の高さと死亡との間に大きな逆相関があることを見出したのです。つまり、国家公務員のようにある程度、均一の集団においてさえ、職位が高いほど、すなわち収入が高ければ高いほど、死亡リスクが下がるという結果でした。彼は、これを「ステータス症候群」と名付けました。

　要するに、社会的身分を表すステータスという社会的決定要因がどれほど人々の健康に多大な影響を与えているのかを実証したわけです。

（2）　経済と健康の関係

政治的インタレストを重視した健康戦略が求められている

　経済学の世界では、経済成長や産業振興を象徴する「効率」の概念と再分配や貧困撲滅を意味する「公正」の概念のどちらを優先させるのか、あるいは、どのように両立させるのか、という命題がしばしば論議の的となってきました。

しかし、こうした議論の根底には、常に経済的インタレストが存在しており、経済学者がいう「公正」とは、実は「公平」の意味で使用されている場合が多いものです。本来、「公正equity」と「公平equality」は別の概念です。「公平」とは、経済的概念で単に「等分する」ことであり、量的に平等の意味です。一方の「公正」とは、質的に平等であることを意味し、政治的含意が背景にあります。

　このため、公正と公平は、常に一致するとは限らず、公正を追求すると、ときには不公平な分配をすることにもなり得ます。例えば、貧困者や女性が社会的・文化的背景からハンディキャップを背負っている国では、富裕者や男性と等分ではなく、機会や資源の分配に傾斜をつけるなどの政治的判断が必要なこともあります。不公平であっても、公正は成り立つものなのです。したがって、「効率」と「公正（もしくは公平）」の議論は、慎重に考えるべきでしょう。

　私は、プライマリヘルスケアとヘルスプロモーションは、どちらも政治的インタレスト、すなわち参加、自己決定、公正、社会正義を重視する健康戦略である、と考えています。経済的インタレストが強調され、やれ成果だ、効率だ、と急かされる現代世界にあってこそ、政治的インタレストを重視して戦略バランスを図ろうとするプライマリヘルスケアとヘルスプロモーションは、「すべての人々に健康を」保障する上で、なくてはならない健康戦略である、と思っています。

社会的身分が原因で健康は結果という因果関係の考え方

　ここで、経済と健康の関係を考えてみましょう。

　通常、健康的な生活習慣を送るように努力している人は健康状態が良くなり、健康状態が良い人は結果的に社会的に高い身分に就けるし、裕福になれる、と考えられています。つまり、健康が原因で社会的身分や裕福さが結果である、とする因果律で考えられるのが、一般的です。経済専門家が労働者の健康へ投資することは経済を活性化するために必要である、と考える傾向にあるのは、その典型例と言えます。

ところが、マーモット博士は、その逆の考え方を主張しています。彼は、社会的身分が原因で、健康は結果だという因果関係の考え方に立っていて、こう述べています。

　「健康状態が社会経済的地位に影響するという立場をとれば、健康が社会経済的地位の決定要因ということになる。そして人々が生活し、働くその環境は、健康とは関係がないということになってしまう。一方、社会経済的環境が健康に影響するという見方では、そうした社会環境そのものが健康を左右する重大な要因ということになる。健康は社会経済的地位による結果であり、原因ではないとの立場を支持する科学的知見の方が多いと思う」（鏡森定信・橋本英樹監訳）。

社会的弱者への配慮と責任は社会にある、というマーモット博士の主張

　つまり、健康と社会経済のどちらを原因でどちらを結果と捉えるかという2つの因果律は、向きが逆なだけですが、まったく異なる結果を生み出す、と彼は主張しています。

　一例として、米国の皆保険制度・オバマケアの導入に当たり、多くの議論があった事例を取り上げて考えてみましょう。健康が原因で社会経済が結果とする一般的な見方では、「酒やたばこに溺れ健康的な生活を送っていない人たちは健康にはなれず、その結果、満足に働くこともできずに経済的な富や社会的に高い身分を手にすることができない。そういう人たちは、自業自得な結果を自ら招いているのだから、そういう人たちに税金を使い、保険を提供する必要はない」という考え方が広がったのでした。

　こうした考え方についてマーモット博士は、米国の大実業家層に大いに受け入れられた19世紀のハーバート・スペンサー（H. Spencer）の社会進化論の主張と同じである、と指摘しています。「低所得者は現代社会に不適応しているのであって、保護されるべきではない。生存競争において富裕は成功の証なのである」とスペンサーは主張しました。ここには、社会に適応できた者が勝者になる、という勝者の論理があり、努力した者が報われるという理屈があります。

一方、マーモットのように、社会経済が原因で健康は結果と考える立場
では、「貧弱な社会経済環境にあるからこそ、十分な教育や職業の機会にも
恵まれずに、結果的に健康的な生活を送ることができず、健康を蝕んでし
まうのだ」と考えます。

　マーモットは、そういう人たちに対しては、健康の社会的決定要因を自
律的制御できること、そして社会的活動に参加できる機会を設けることが
重要である、と主張しています。彼の主張には、安定した生活を保障して
健康を改善できるようにする社会的弱者への配慮とその責任は、社会にあ
るのであって、社会は社会経済格差をなくし、健康格差を解消すべき責務
がある、という信念にあふれているように感じます。

（3）Health beyond Healthの問題

政治的問題に保健関係者が口を出すことは越権行為か!?

　これまで述べてきたように、国際社会における健康の社会的決定要因に
対する関心の高まりの背後には、ギャップが進みゆく健康格差に対する危
機意識があるのではないか、と思われます。その理由は、高所得国と低中
所得国の間ばかりではなく、今や高所得国・低中所得国を問わず、それぞ
れの国内における貧富格差の拡大が極めて大きな社会的健康リスクになっ
ているからです。

　しかも、健康の社会的決定要因の多くが保健医療セクターのコントロー
ルの効かない外部に存在しているという事実が、問題の解決を遅らせてい
る大きな理由となっています。保健医療セクターを超えた健康問題
（Health issues beyond the control of health sector）を短縮して、私は
「Health beyond Health」と呼んでいます。この問題に対して、詳しくは後
述しますが、WHOは「ヘルス・イン・オールポリシーズ（Health in All
Policies）」という政策を打ち出しています。

　ここでは、このHealth beyond Healthに関連し、核兵器使用廃絶に対し
てWHOがとった興味深い事例を紹介しておきましょう。1993年にWHOは、

健康に多大な影響を与える核兵器使用が国際法上、違憲かどうかについて、国連組織の一つであるオランダ・ハーグの国際司法裁判所に意見を求めたことがありました。WHOにとって、核兵器は重大なリスクを伴う健康の社会的決定要因であったからでした。

　しかし裁判所は、「健康課題を担当するWHOには、核兵器の違憲性に関する意見を求める権限はない」として、この訴えを退けてしまいました。政治的問題に保健関係者が口を出すことは、越権行為と見なされたのです。まさに、Health beyond Healthの問題です。

　ヘルスプロモーションの視点に立てば、健康とその決定要因の重要性をほかの部門の人々へ根気強く説明していくこと、すなわちオタワ憲章やバンコク憲章においても不可欠な活動として挙げられている「唱道（advocacy）」が大切であることはいうまでもありません。

　今後は、このHealth beyond Healthの問題がますます増えていくと考えられます。その代表例は、地球温暖化です。専門家によると、グリーンランドの1,500メートルの厚さのある氷が融解し出すと、後戻りできない急激な世界的気候変動がはじまるのではないか、と予測されています。この臨界点を超えた場合には、最悪のシナリオが生じ得ると指摘されています。グローバルヘルスよりさらに大きな包摂概念である「プラネタリーヘルス（planetary health）」では、気候変動が今後の最大の健康の決定要因になり得る可能性が刻々と高まってきている、といわれています。

5. 決定要因から影響を受ける健康とは!?

アクチュアリティとしての正当な健康は、地域や文化によりさまざま

　ここで、改めて問います。そもそも健康とは何でしょうか。

　英語の"health"の語源となった古英語は"hal"という言葉で、「聖なる」とか「完全」を意味します。昔のアングロサクソンにとって、健康とは「完全」であることを意味しました。一方、日本語の「健康」という言葉は、中国の古典である易経に出てくる「健体康心（すこやかなる身体、やすらか

なる精神)」に由来しています。アジア人や日本人にとって、健康とは「調和」を意味したのです。南米のアンデス地方には、もともとヘルスという概念すらありませんでした。彼らにとって、ヘルスに該当する観念は「より良く生きる（vivir bien)」だったからです。

このように健康は、地域や文化あるいは時代によって、さまざまな意味に捉えられてきました。また、前述したように内山の言説にもとづいて、リアリティとアクチュアリティの面から健康を考察してみるならば、異なった健康の捉え方も可能です。医学所見に照らして医師など専門家が判断するリアリティとしての健康に対して、当事者が表現する健康には「病気でない状態」「快食・快眠・快便」から「幸せであること」「愛する者と一緒にいること」、あるいは「仕事や勉強ができること」「生きがいが持てること」に至る幅の広さがあります。

これらも、人生の中で体験し学習した結果のアクチュアリティとしての正当な健康である、といえるのではないでしょうか。

「世界保健機関憲章」の前文に示された健康の定義

WHOが1946年に設立されたときに国連によって採択された「世界保健機関憲章」の前文には、健康に関する有名な定義が記載されています。すなわち、「健康とは、単に疾病がないとか、虚弱でないだけでなく、身体的、精神的、社会的に完全に良好な状態をいう」というもので、すでにお馴染みの定義です。

しかしこの定義は、広く受け入れられている半面、文言の曖昧さ、完全に良好な状態という理想的過ぎる表現、あるいは障がい者の視点が含まれていないなどの限界も多々指摘されてきました。とはいえ、これ以上に受入れられている定義がほかにはないことも事実です。

WHO憲章前文には、健康の定義に続き、とても重要な健康に関する文章が続いています。それは、「到達し得る最高の健康水準を享受することは、万人の基本的人権であり、人種、宗教、政治的信条、社会経済条件の如何を問わない事項である。それぞれの人間集団が健康であることは、平

和と安寧を得る上で不可欠のことであり、このために個人も国も互いに協力しなければならない」という箇所です。

ここで押さえておくべき点は、3点あると思います。

第1に、健康を基本的人権とした点です。人類の長い歴史において、個人の健康はときに権力者によって蹂躙されるような悲しい事件が度々起こってきました。そのことを反省し、いかなる地上の権力も他人も個人の健康を踏みにじることのできない基本的人権としたことは、極めて画期的なことである、といえます。

第2に、人間集団が健康であることは平和と安寧の基礎になる、とする考え方を表明している点です。開発から取り残されたり、社会から排除されたりして、健康が脅かされている人間集団が社会に共存する限り、その社会は真に平和と安寧を享受することはできない、といい切っています。これは、健康の維持向上は、個人的問題にとどまらず、社会的、政治的意義を有する、ということを宣言したものです。

第3に、個人と政府が協力して健康社会を創造しようとしている、という点にあります。健康でいること、病気になることの理由を個人の責任に負わせるだけではなく、政府の責任において健康を保持増進しようとする考え方が、今日の公衆衛生を支える基本理念となっている、ということは前述した通りです。

より良く生きるとか、幸せとかいう目的にさえも拡大する類似概念

WHOの健康の定義を見てきましたが、この定義にも限界がある上、それに代わる普遍的に受け入れられている完成された定義はないことから、健康に関連した類似概念が次々と提案されています。そのうち、とくに広く流布しているものとして、「ウエルネス」「ウェルビーイング」、そして「QOL」があります。

・ウェルネス

「ウエルネス（wellness）」とは、米国の保健省技官であったハルバート・ダン（H. Dunn）の提案によって、ヘルスの持つポジティブな側面を強調

した概念として広まりました。彼は、ウエルネスを「より成功した実存を自覚し、それに向かって選択できる能動的なプロセス」としています。簡単にいえば、元気で明るく楽しく生きる、ということです。

今日まで、ウエルネスの定義はいくつも提唱されてきましたが、全米ウエルネス研究所は、それらの定義に共通する概念として、①潜在能力を引き出すために自覚され自律した成長のプロセス、②多面的で包括的なライフスタイル、③肯定的で積極的な概念、であると整理しています。さらに同研究所は、ウエルネスは、WHOの健康の3つの次元（身体的、精神的、社会的）より多い6つの次元（身体的、知的、社会的、情緒的、スピリチュアル的、職業的）からなる、とも解説しています。

・ウェルビーイング

「ウェルビーイング（well-being）」は、元来、WHOの健康の定義で登場した「良好な状態」のことでしたが、近年では、ポジティブ心理学の重要な概念となっています。ポジティブ心理学の生みの親の一人とされる米国人心理学者マーティン・セリグマン（M. Seligman）によると、ウェルビーイングは主観的にも客観的にも測定できる5つの構成要素からなる複次元的な心理とされています。これらの要素とは、ポジティブな感情（positive emotion）、活動への従事（engagement）、関係性（relationship）、人生の意味や目的の追求（meaning and purpose）、必ずしも社会的成功を伴わなくても良い何かを達成すること（achievement）の5つです。

ウェルビーイングは、個人、組織、地域社会や国家の繁栄を向上させるものであるとされます。これと、しばしば比較される概念に「幸せ（happiness）」がありますが、幸せは測定がむずかしく、人生の満足度を向上させることを目的とする単元的な心理である、とされます。幸せという個人の不安定な心理に比べ、ウェルビーイングは道徳的指針によって導かれるもので、科学的に捉えられるものである、とされています。

・QOL

「QOL（Quality of Life）」とは、もともと医療の領域で生まれた概念でした。病気が治癒して健康になったとしても、その後遺症や医原性障害を背負う場合には、「QOLが低下した」と表現されます。

WHOのQOLプロジェクトチームによれば、「QOLとは、人々が暮らしている文化や価値体系の中で、目的、期待、基準、関心事との関わりにおいて、人生の位置づけを個人が認知すること」と定義されています。またQOLは、健康関連QOLと健康非関連QOLに区分されることもあります。前者は、健康に直接影響する部分のQOLで身体や心理状況に係るのに対して、後者は、環境や経済、政治などに関連のある健康に間接的に影響する部分のQOLを指すものです。

このように、健康の概念は拡大されてきており、最近の健康概念は健康よりも上位にある、より良く生きるとか、幸せとかいう目的さえも含むようになってきた、ということが指摘できます。

6. 健康の決定要因に一括介入するやり方

（1）セッティングズ・アプローチ

セッティングとして実に多彩な「生活の場」を設定、成果も多様

ここまで、健康の決定要因には、たくさんの種類があるということを概観してきました。では、こうした生活の場に分散している無数の決定要因をどのように自律的制御することができるのでしょうか。

その一つの方法に、「セッティングズ・アプローチ（Settings Approach）」というものがあります。これは、地域社会、学校、職場などを単位に限定された「場（settings）」を設定し、その中に存在する決定要因へ集中的に介入しようという実践技法です。「場」とは、都市の場合もあるし、町や村といった小規模自治体もあるし、学校や職場のように生活により密着した場であっても構いません。ヘルスプロモーションにおいては、健康は労働、学び、余暇、そして家庭という日々の暮らしの中で形成されるという認識を持っているので、あらゆる範囲の生活圏を設定することができます。

この方法は1991年、スウェーデンのスンツヴァルで開催されたWHOの

第3回ヘルスプロモーション国際会議ではじめて提唱され、次いで1997年のジャカルタでの第4回会議でオタワ憲章が掲げた「5つの活動戦略」を包括的に実施する上で有効であることが確認されました。それ以降、さまざまな場を設定したプロジェクトが世界中で開始されています。

　等身大で全体像が把握可能な生活の場として、今日では、健康的な村づくり（healthy village）、健康的なまちづくり（healthy municipality）、健康的な島づくり（healthy island）、健康的な学校づくり（health promoting school）、健康的な病院づくり（health promoting hospital）、健康的な職場づくり（health promoting workplace）、変わったところでは、健康な市場づくり（healthy marketplace）や健康な刑務所づくり（healthy prison）など、実に多彩なセッティングが設定されています。

　このセッティングズ・アプローチによって、例えば、マレーシアのコミュニティでは喫煙率の低下、運動習慣の増加、生活環境の改善が報告され、チリの学校でも健康行動や心理面での改善が認められ、またイスラエルでは住民参加によるコミュニティ活動が活性化されて、分野間協力が促進できたという事例が報告されています。

　従来は、循環器疾患や感染症などの疾患別、あるいは母子保健や職域保健といったサービス別の対策（Topics Approachと呼ばれることもあります）が採用されてきましたが、こうした区分は専らサービス提供者側の論理にもとづくものでした。一方で、人々が自らの健康に主体的に関与することを求めるヘルスプロモーションでは、人々の自然な思考回路で、等身大で健康を捉える区分、すなわち「生活の場」を基盤として、対策を構築する必要がある、という視点が重視されています。

(2) ヘルス・イン・オールポリシーズ

すべての公共政策に「健康の視点」を組み込み、システマティックに展開

　セッティングの範囲が限定されても、そこで展開されるあらゆる活動がバラバラな方向を向いていては、「セッティング全体の保健化」を達成する

ことは容易ではありません。つまり、諸活動を健康指向へ誘導してやる必要が出てきます。

　そこで、提唱されたアプローチが「ヘルス・イン・オールポリシーズ（Health in All Policies〈HiAP〉）」と呼ばれるものです。これは、2013年にフィンランドで開催された第8回のヘルスプロモーションに関する国際会議で討議され、「ヘルシンキ声明」として公表されました。HiAPは、文字通り、すべてのセクター領域にある公共政策の中に「健康の視点」を取り入れ、政策協調や健康に害する影響を回避することによって、システマティックに事業を展開できるようにすることを目指しています。

　これにより、Health beyond Healthの問題にも、アプローチができるようになりました。その事例として、農業政策に農薬の害を予防する規定を盛り込んだり、都市計画の政策に健康に資するインフラ（車いす用のレーンを設けるなど）を整備する計画を挿入したりするといった取り組みが報告されています。

（3）　健康的な学校づくり

具体的な活動や指標が定められた「FRESH」と呼ばれるプロジェクト

　次に、セッティングズ・アプローチの事例として、健康的な学校づくりの事例としてアフリカで展開されているFRESHプロジェクト、それと健康的な病院づくりに焦点を絞って説明しましょう。

　まずは、健康的な学校づくりについてです。WHOは、学校とは学びの場であり、同時にコミュニティとの接点を持てる場である、と考えました。そこで、児童にとって、健康的な生活習慣を習得する場としての学校づくり、またコミュニティの参加による健康づくりの拠点として、活用することを考え出したのでした。2000年にアフリカのセネガルの首都ダカールで、国連教育科学文化機関（ユネスコ）とユニセフ、それにWHOと世界銀行が共同で「世界教育フォーラム」を開催し、FRESH（Focusing Resources on Effective School Health）と呼ばれる健康的な学校づくりのプロジェクト

が採択されました。現在までにアフリカを中心に30か国、300校以上の学校において実施されています。

　このプロジェクトでは、オタワ憲章が掲げたヘルスプロモーションの「5つの活動」のうち、4つに関して具体的な活動や指標が定められました。すなわち、①健康に関する学校政策の立案、②健康的な学びの環境のための安全な水と衛生トイレの施設設置、③技術取得を重視した健康教育、④学校における保健医療および栄養サービスの提供です。

駆虫薬や微量元素の投与も学校の保健医療サービスのコンポーネント

　このうち、学校政策の立案では、あるべき学校保健の理想像、例えば、教員も含めたタバコ・フリーの学校、性教育の充実などが示されており、これらを関係者が受け入れ、その実行の責任を明確化し、実現に向けた雰囲気をつくることが主たる狙いとなっています。

　また、安全な水の供給については、重要ではあるものの、低所得国では、その実現化はそう簡単なことではありません。トイレの設置には、衛生面のみならず、女生徒が安心して学校に行けるようにするジェンダー問題としての側面もあります。

　トイレ使用の習慣のない多くのアフリカにおいては、人々が快適にトイレを使用するようになるまでには、実は幾多のハードルが存在します。例えば、他人の便の上に排便することの心理的抵抗感が大きい場合もあれば、共同トイレの衛生管理が不十分で不潔なトイレの使用を拒むという場合もあります。そのため、FRESHでは、トイレ設置にコミュニティやPTAの参加を促すことにより、トイレの維持管理が主体的に行われる体制づくりを狙うなどの工夫もなされています。

　またWHOは、「日常生活で生じるさまざまな問題や要求に対して建設的に、かつ適応的に対処するために必要な能力」と定義されるライフスキル（life skills）を保健教育に組み入れることを提唱しています。このライフスキルは、保健だけでなく、広い教育的意義がある、とされるからです。

　例えば、寄生虫ごとに予防法を教えるのではなく、どうしたら常に手を

洗える術を身につけることができるか、また手洗いが寄生虫予防でなく、さまざまな恩恵を日常生活に与えてくれるのかを、実践に即して学習させる手法も採用しています。具体的には、サナダ虫や回虫などの土壌媒介線虫をコントロールするために効果的戦術である駆虫薬の投与を、微量元素（ビタミンＡ、鉄剤）の投与と同じく、学校における保健医療サービスの提供のコンポーネントで実施することにFRESHではなっています。

　一方、国連世界食糧計画などの支援においては、学校給食の提供も推進されています。アフリカでは、給食が毎日の唯一の食事である児童も少なくないからです。

　アフリカのFRESHを事例に挙げましたが、ほとんどの高所得国、あるいはアジア、中南米においても、ヘルスプロモーションの活動をもとにした健康的な環境や保健・栄養サービスの基準化を通して、健康な学校づくりを認定するといった多彩なプロジェクトが展開されています。

(4) 健康的な病院づくり

オタワ憲章の「保健医療サービスの刷新」に盛り込まれた活動の一つ

　続いて、健康的な病院づくりについて、述べましょう。

　これまでの病院は、専ら治療を提供する場であって、疾病の予防や健康の増進に積極的であったとはいえませんでした。しかし病院は、保健医療に関する情報や人材を豊かに抱えているので、ヘルスプロモーション活動を進める上で、その活用は極めて重要です。

　そこでオタワ憲章では、ヘルスプロモーションに関する「５つの活動」の一つとして、「保健医療サービスの刷新（方向転換）」が掲げられました。要するに、治療本位の医療サービスから予防や健康増進を含む、個人や集団のニーズに応えるサービスへ、専門家中心のサービスから患者や住民中心のサービスへ、病気と臓器への関心から個人と地域のニーズへ配慮したサービスへ、そして保健医療施設（病院）で働くスタッフのためのより健康的な職場づくりを目指すことを、オタワ憲章は提案したのです。

その後、患者の全人的ケアを求め、医療機関の持つ資源を地域のニーズに適合させようとする試みが度々、試みられてきました。また、2000年のメキシコにおけるヘルスプロモーションの国際会議でも保健医療システム全体の刷新が話し合われましたし、2003年のWHOの世界保健総会でも刷新の決議が出されました。しかしながら、現代医療の方向転換を図ることは、容易ではありませんでした。

　18世紀半ばから急速に発展を見せた細菌学や病理学の進歩に伴って、近代医学の知識や技術を実用化する医療に対して、人々の期待は大いに高まり、健康に影響を与える医療の位置づけは、より大きなものになりました。しかしその一方で、近代医学や医療へ過度に依存する社会風潮やその肥大化による弊害に対する疑問や批判も、膨らんでいきました。

　例えば、微生物学者であった米国系フランス人のルネ・デュボス（R. Dubos）は、彼の著作『Mirage of Health』（1959年）の中で、たとえ医学や医療がどんなに進歩しても、人類が病気から完全に解放されると夢見るのは幻想である、と述べました。また、現代文明を独自の観点から批判したユダヤ系オーストリア人のイヴァン・イリイチ（I. Illich）は、「医療そのものが健康に対する主要な脅威になりつつある」ではじまる『Limits of Medicine』（1976年）を出版し、「現代医療は社会がつくり出した幻想であり、医療が原因で発生している医原病こそ健康を脅かしている」と痛烈に医療を批判しました。そして、専門家依存をもたらしている医療制度の超巨大化に歯止めをかけ、民衆による民衆自身の医療を取り戻すべきだ、という提言をしました。

　こうした評論的な医療批判に対し、とくに医療関係者から多大な反論が寄せられたことは、いうまでもありません。

旗振り役はWHOヨーロッパ地域事務局の「健康的な病院づくりネットワーク」

　社会学者で医療政策学者の猪飼周平は、20世紀は治療医学の有効性が患者に広く認められ、高度な治療機能の担い手であった病院が著しく発展した時代であった、といいます。それにあわせ20世紀は、医師の専門家とし

ての高い権威と患者の医師に対する従属関係が生まれ、治療に伴う苦痛や不便を耐え忍ばなければならないという態度が醸成されていった「病院の世紀」であったと述べています。

　しかし、21世紀に入った今日では、疾病が治癒しただけでは健康にはならないということや、単なる寿命の延伸では人生の最期が魅力的でなければただ憂鬱な期間が用意されているだけであるということに多くの人々が気づいたため、前世紀までにつくられた「病院の世紀」が終焉しつつある、とも指摘しています。そして、それを端的に示すものとして、QOLがあるとしています。猪飼によれば、20世紀を通じて医師は、本人の意思とは別に、客観的な知識体系としての医学的知識を拠り所として患者と接してきたわけですが、絶対的と見えた医療の利便性とはまったく別物のQOLが保健医療システムの目標にもなることとなり、そして、そのような風土が現実したことこそが「病院の世紀」の終焉を物語っているのだ、と論じています。

　確かに、医療や病院の存在が患者個人に多大な恩恵を与えていることは、論を俟ちません。しかし、そんな中、社会から隔絶され、治療だけに携わってきた病院を、地域に開放し、健康増進や予防にも積極的に貢献してくれる社会資源へと方向転換させることが、21世紀という時代の要請だということも、確かなことといえるのではないでしょうか。患者、地域住民、そして病院で働く職員の健康づくりに病院を方向転換させる「健康的な病院づくり」の推進に期待したいところです。

　実は、この旗振り役を買って出たのは、WHOヨーロッパ地域事務局でした。1993年にこの地域事務局は、その具体化の試みとして、20病院がパイロット施設として参加した「健康的な病院づくりネットワーク」を創設しました。1997年には、健康的な病院づくりの基本理念を定めた「ウイーン勧告（Vienna Recommendations）」を採択し、そのネットワークは、現在までに40以上の国と地域の700以上の病院が加盟するまでに成長しています。わが国にも2015年に「日本HPH（Health Promoting Hospital）ネットワーク」が設立され、現在までに100を超える病院や大学が加盟するに至っています。

7. プライマリヘルスケアと ヘルスプロモーションの因果律モデル

「ヘルスプロモーションの因果律1層モデル」の再検討

　さて、ここまでの考察を踏まえて、改めて前出の図5「ヘルスプロモーションの因果律1層モデル」を再考してみましょう。

　第1点目に、健康という結果の上に、さらに包括的な概念であるQOLやウェルビーイングがあるという点を追加しなければなりません。これは、ヘルスプロモーションが、健康は生きる目的ではなく、健康のさらに上にあるQOLやウェルビーイングを達成するための資源であって、健康至上主義を否定している、ということから必要な修正です。この点に関しては、第5章でさらに深く掘り下げたいと思います。

　第2点目ですが、健康の決定要因を1層ではなく、少なくとも2層に分割する必要がある、という点です。前述の通り、WHOの健康の社会的決定要因に関する諮問委員会が豊富なエビデンスを提供してまとめたように、社会経済環境の要因が健康に良好なライフスタイルを生み出すのであって、その逆ではないとしたマーモット博士の見解を踏まえたいと思います。したがって、社会的決定要因が下層で、上層にはヘルスケアの保健医療要因やライフスタイルなどの行動学的要因が来る、という形の図に変更しました。決定要因は、現実的には、相互にもっと複雑な多層関係にあると思いますが、ここでは簡潔に2層としました。

　第3点目は、健康的な病院づくりの項で解説したように、ヘルスプロモーションはヘルスケアの方向転換を図ろうとしており、プライマリヘルスケアは本来、ヘルスケアの方向転換も包摂する戦略であったはずですから、ヘルスプロモーションとプライマリヘルスケアは、重複してヘルスケアの刷新を目指す必要があるので、この点に配慮して、両戦略を重複した構図に変更しました。

　こうして改変したものが、**図6**「プライマリヘルスケアとヘルスプロモーションの因果律2層モデル」です。決定要因の上段には、健康に直接

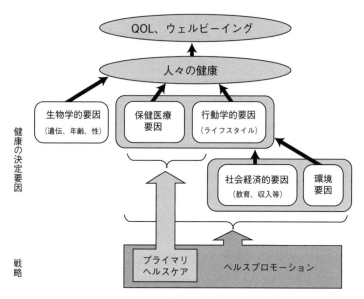

図6　プライマリヘルスケアとヘルスプロモーションの因果律2層モデル

的に影響を与える生物学的要因、保健医療要因、行動学的要因があり、下段には、上段の要因に働き、健康へは間接的に影響を及ぼし得る社会経済的要因と環境要因が配置されています。

「ヘルスプロモーションの因果律2層モデル」の視座

　そもそもこのモデルは、何を私たちに語りかけているのでしょうか。

　これは、健康の決定要因を幅広く見よ、ということを指示している、と私は理解しています。個人であれ、集団であれ、それらの健康に影響を与える要因を、広い視野で捉えて、それに応答しなさい、という意味です。

　広く見渡せる視野を持つという考え方や見方は「公衆衛生マインド」と呼ばれ、公衆衛生マインドを持つことは「木を見るばかりではなく、森も見なさい」という意味の訓戒だ、と公衆衛生の先人は私たちに教えてくれました。いわば、健康や病気は個人を見ていただけではわからないことがあり、その個人の生活や仕事の状況まで知り、あるいは集団や地域を理解

して、はじめて気づく問題点や解決方法に辿り着ける場合がある、と説明しているのです。因果律２層モデルは、健康の決定要因を広く考慮する、そのような視座を私たちに示してくれるものといえます。

「ハイリスクアプローチ」と「ポピュレーションアプローチ」の生みの親であり、マーモット博士の恩師でもあったロンドン大学公衆衛生教授のジェフリー・ローズ（G. Rose）は、「原因の原因（cause of cause）を見なさい」と弟子たちに教えていたそうです。この教訓は、人々の健康を近視眼的に判断するのではなく、常に広い視座で原因や背景を掘り下げて考えなさい、という意味でしょう。公衆衛生マインドは、公衆衛生の専門家だけが持てば良いというものではありません。

この教訓は、すべての臨床に関わる者こそ持つべき教訓といえます。医療だけで人を治すと再発しやすいですが、原因の原因を当事者とともに生活の場で考えて治す方法を採用すれば、臨床の従事者には鬼に金棒となるはずです。臨床家も、そのような手法を模索すべきではないでしょうか。

患者の住む地域社会の抱える問題にまで取り組むのが「上医」

ここで、当初は臨床医として活躍し、その後に地域の人々の健康には何が大切であるかを最優先し、あえて白衣を脱いだ医師の例を挙げたいと思います。

2019年12月にアフガニスタンの地で銃弾に打たれ、73歳の生涯を閉じたペシャワール会現地代表の中村哲医師です。2000年の大干ばつ以降、医療だけでは人々を救えないと感じ、土木学を独学し、アフガニスタンに1,600か所の井戸を掘り、自身が陣頭指揮をして用水路を建設し、16,500ヘクタールという広大な砂漠を農地に回復させました。そして、60万人の雇用を確保した、といわれています。

アフガニスタンは、1961年に910万人だった人口が2019年には3,700万人と50年間に４倍にも急増し、食料不足が深刻でした。そのため、人々が飢えている現状を直視し、医療よりも、農業こそ最優先であると考え、行動に移したのが中村医師でした。彼は、自分が患者を診る医師であることに

は固執せず、アフガニスタンの人々が因果律を広く見渡せるようになるべきだというマインドを持っていたのでしょう。

　農村医学で有名な佐久総合病院の若月俊一医師について書かれた書籍『信州に上医あり』は、ご自身も医師である南木佳士によるものですが、彼は、その冒頭に次のような文章を載せています。

　「上医は国をいやす、とは広義に解釈すると、しっかりした知識と技術を持ち、国や地域の衛生環境や医療行政までも正すのが上医であるという意味にとれます。個人の病しか見えず、薬の匙加減ばかりに気を取られている医者よりも、患者の住む地域社会の抱える様々な問題にまで取り組もうとするのがほんとうの上医である」

　この言葉が示す通り、若月医師も立派な上医であり、中村医師も真の上医であったと思います。二人に共通するのは、人々の健康に影響する広範囲な要因までも見通す因果律モデルのようなものがイメージされていたと思われる点です。だからこそ、地域社会に目を向けられたのでしょう。

8. 疫学統計と因果律

民衆の上に何が生じているのかを明らかにする学問

　公衆衛生マインドについて触れたところで、今度は、公衆衛生学の診断術である疫学や生物統計について考えてみたいと思います。

　疫学の「疫」とは感染症を表す漢字で、疫学とはかつては感染症（伝染病）の流行状況を明らかにする学問でした。今日では、その対象は感染症にとどまらず、あらゆる疾病の流行の分布や頻度を明らかにする学問になりました。疫学を英語では"epidemiology"といいますが、"epi-"とは「上に」、"demi"とは「民衆」、"-ology"は「学問」を意味するので、疫学とは民衆の上に何が生じているのかを明らかにする学問という意味になります。

　私は現在、医学系大学院で、この疫学や生物統計の講義を行っていますが、因果律のフレームワークに則って教えています。それはつまり、疫学とは、因果律を健康科学に適用した診断学といえるからです。人がさまざ

まな病因に晒された（疫学では「曝露された」という言葉を使います）ときに、その人はどのような疾病になると考えられるのか、といった問いについて考察する際に、曝露された原因と疾病という結果（疫学では「アウトカム」という言葉を使います）の関連性を探求する因果律の考え方を疫学として教授しているのです。要するに、ヘルスプロモーションの因果律モデルは疫学のモデルでもある、ということです。

　学生からはしばしば、「ヘルスプロモーションと疫学がつながるなんて知らなかった」という反応もありますが、こうした理解が必要と考え、そのように教えています。

さまざまな条件を論証してはじめて因果律が証明される

　さて、「曝露要因⇒アウトカム」という因果律を証明するには、まずは「曝露要因とアウトカムが関連している」ということを証明しなければなりません。この証明は、簡単そうに見えますが、実はそう簡単ではありません。なぜなら、この関連性を見えにくくする要素がその間にたくさん入りやすいからです。このように関連性を見えにくくしている要素のことを「誤差」といいます。

　誤差には、絶対に入ってしまう「偶然誤差」と、一方向に偏って入ってくる「系統誤差」の2種類があります。偶然誤差は、サンプルサイズを大きくするしか、排除する方法はありません。どんなにサンプルサイズを大きくしても入ってしまうのですから、混入の程度が容認できる範囲までなら大目に見ましょう、という基準を決めます。その基準は、統計学的に決めることができ、仮説検定による「p値」という確率で表示されます。p値が0.05もしくは0.01よりも小さい場合には、「容認できる程度」の偶然誤差が入っていると考えます。

　もう一方の系統誤差には、「バイアス」と「交絡」というものがあります。また、一度入ってしまったデータからは取り除くことができないバイアスには、大きく分けて「選択バイアス」と「情報バイアス」があります。「交絡」という誤差は、一度入っても計画段階や解析段階で除去できる系統誤

差のことをいいます。

　除去する最強の方法は、ランダム化サンプリングというもので、この方法はロナルド・フィッシャー（R. Fisher）によって確立されました。ランダム化の発見のお陰でその後の統計学は、著しく進歩したとされ、フィッシャーは現代推計統計学の父と呼ばれるようになりました。

　このような偶然誤差と系統誤差を上手に除去しながら、曝露要因とアウトカムの関連性を探り当てようとするものの見方や考え方が疫学であり、その関連性を数学的手法でもって推測する方法を生物統計学と呼んでいます。回帰分析などを使って「どうやら、この曝露要因とこのアウトカムには関連性がありそうだ」ということを推測するわけですが、関連性があることがわかっても、それが本当に「この曝露要因がこのアウトカムの原因になった」という因果律を証明するには、まだまだほかの要素を考察しなければなりません。例えば、曝露要因がアウトカムよりも時間的に先行しているとか、曝露要因がアウトカムを誘発することが論理的にあり得るとか、さまざまな条件を考えてはじめて「曝露要因⇒アウトカム」という因果律が証明されることになります。

　結核菌の感染が肺結核を引き起こす、というように、一つの病原菌が一つの疾病を起こすような単純な場合であっても、これを論証するには、上記のような疫学プロセスに沿った大きな労力を伴う作業が必要になります。ましてや、多様な決定要因への介入、すなわち多彩な変数を考慮しなければならないヘルスプロモーションにおける介入の効果測定となると、それは極めて大変であることが容易に想像できるでしょう。ヘルスプロモーションでは、評価が最も大きな課題となるのは、そのためです。

　次節では、その評価に関する最近の動向について鳥瞰してみましょう。

9. ヘルスプロモーションの評価動向と分析事例

世界的に加速するヘルスプロモーションにおける成果重視・根拠重視の動き

　1990年代以降、事業実施の際には、成果重視の姿勢が世界的に強調され

るようになってきました。とくに1996年、経済協力開発機構（OECD）の開発援助委員会（DAC）が「新開発戦略」を採択した折に、「成果重視のマネジメント（Result based management）」の方向性を示したことが、結果・成果を重視し、そのために評価も重視する、という世の動きを一層加速させました。

　DACの成果重視のマネジメントでは、最少のインプット（投入）で最大のアウトプット（結果）、アウトカム（成果）、パフォーマンス（実績）、あるいはインパクト（社会経済的変化）を出すような効率性を重視しており、また評価については、定義づけられた標準に照らして成果や実績を検証することが求められるようになりました。成果重視がますます盛んに論じられるのは今日の世界的潮流であり、人々の意識変容や相互関係が変化したとしても、それが果たして、何らかの具体的成果に結びついているのかうかを適切に評価することが強く迫られているのです。善かれ悪しかれ、数字がモノをいう時代だということです。

　こうした流れを背景に、ヘルスプロモーションによる取り組みにおいても成果が重視され、活動の根拠を明確化することが求められ、「根拠にもとづく（evidence-based）」という動きが活発化されてきました。例えば、世界規模の連盟であるInternational Union for Health Promotion and Education（IUHPE）内に、Global Evidence-base for Health Promotionを焦点としたGlobal Forum for Health Promotion Dialogueが設置され、ヘルスプロモーションの有効性を検討するGlobal Programme on Health Promotion Effectiveness が開始されました。

　このほかにも、根拠ある医学に定評のある「コックラン共同計画（Cochrane Library）」にも、「Cochrane Health Promotion and Public Health Field」が追加されるなど、世界的にヘルスプロモーションにおける成果重視・根拠重視の動きが加速しています。

新たな尺度を開発し、ヘルスプロモーションの成果を評価しようとする試み

　ヘルスプロモーション活動の成果を明らかにし、評価を試みることは、

歓迎すべきことです。ところが、そこで問題となっているのは、その計測尺度を何にするか、という点です。

　ヘルスプロモーションにおいて、当事者の自律的活動にDAC等が推奨している経済関連の尺度を当てはめるならば、その成果を誤って評価することになりかねません。また、標準に照らして成果を検証するDACの評価の定義に従えば、地域の固有性、活動の特異性についての評価が不可能となってしまいます。

　事実、HIV予防活動を除いて、コミュニティにおけるヘルスプロモーション活動は、地域にインパクトを与えていない、という評価が下されている報告が少なからずあります。これは、HIV感染予防以外のヘルスプロモーション活動は、対象とする集団がハイリスク集団に限定されておらず、住民全般を対象とするポピュレーション戦略を起用している場合が多く、多様な要因の複雑な相互関係を視野に収めたエコロジカル・モデルにもとづく調査をすることになっていて、結果を示しづらい、ということも関連しています。

　そうした中、最近では、従来の評価尺度ではなく、新たな尺度を開発して、ヘルスプロモーションの成果を評価しようとする試みが精力的に行われはじめました。例えば、人々の意識変容、プロセス、エンパワーメント、コンピテンシー、社会関係資本など、一般的には客観的評価がむずかしいとされてきた現象を独自に評価しようという努力がなされていることは、望ましいことです。

　こうした研究の蓄積がヘルスプロモーションの正しい評価をもたらし、その活動の現代的意義をより明快に説明して、そしてそれらが成果主義・評価主義の時代に生き抜く健康プログラムを生み出していくに違いない、という期待を高めます。

ボリビアのJICAプロジェクトを自己効力感、社会関係資本、QOLを指標に評価

　ここで、私が10年間支援してきたボリビア国のJICA母子保健プロジェクトにおけるヘルスプロモーション活動の評価事例を紹介します。

第2章の自律的制御モデルの稿で述べたように、プロジェクトの介入の成果が住民参加型ヘルスプロモーション活動でしたので、この活動を何とか評価したいと考えました。そこで、妥当性と信頼性がすでに検証された質問票を使い、クラスターランダム化比較調査法を実施しました。プロジェクトの介入プロセスは、第2章で紹介したPRECEDE-PROCEEDモデルを独自に簡略化したモデルを採用しました。

　健康に影響を与える保健行動は、多様で計測することがむずかしいので、保健行動に影響を与える個人と集団の要因として、自己効力感と社会関係資本を測定しました。

　また、アウトカムとして、健康関連QOLを計測しました。プロジェクト介入前後の3年間に、ヘルスプロモーション活動を展開したコミュニティと、していないコミュニティにおいて、活動に直接参加したか否かは問わず、それぞれランダムにサンプリングした住民に対して調査を行いました。解析には、疑似実験法の差分の差分法（difference-in-differences）を使い、混合モデルで分析しました。

　その結果、非介入のコミュニティの住民に比べ、介入したコミュニティにおける住民の自己効力感は、変わりありませんでしたが、社会関係資本および健康関連QOLが有意に改善されていることが明らかとなりました。非介入地域は、アルゼンチンに国境を接していて住民の生活・経済レベルがもともとかなり高いのに対して、介入地域は、かの有名なウユニ塩湖を取り囲むコミュニティであり、自然環境が厳しく生活・経済レベルがとても低いところでした。そのため、介入前の自己効力感、社会関係資本、QOLのいずれもが非介入地域で高く、介入地域ではこれらがとても低い、という状況でした。

　ところが、ヘルスプロモーション活動を開始してからの3年後には、介入したコミュニティにおける住民の社会関係資本とアウトカムである健康関連QOLが大きく増加したのです。介入後の介入地域のQOLの値は、非介入地域のそれに及びはしませんでしたが、介入地域の増加率が非介入地域に比べてはるかに高く、このままヘルスプロモーション活動が継続すれば、5年後には介入地域住民のQOLは、非介入地域住民のそれを超すものと推

測されました。

　このことは、住民自身の手によるヘルスプロモーション活動が、活動に直接参加してもしなくても、コミュニティ全体の人々の社会関係資本の蓄積を底上げすると同時に、健康に関連するQOLを客観的に高めていることを示す結果といえます。

　こうした報告が世界中で検証されてきており、今後、ますますヘルスプロモーション活動の効果が科学的に証明されるようになると思います。

10. 新型コロナウイルスのパンデミックから学んだこと

グローバル化の進行により急速に拡大したパンデミック

　ヘルスプロモーションの因果律モデルがリスクマネジメントに活用できるという話をする前に、世界的な健康リスクを招いた新型コロナウイルスによるパンデミックについて触れておきましょう。

　人類は、これまでに幾度も世界規模で蔓延する感染症の流行に遭遇し、その惨禍を潜り抜けてきました。近代以降では、1918 〜 1920年のスペイン風邪、1957 〜 1958年のアジアインフルエンザ、1968 〜 1969年の香港インフルエンザなどが挙げられます。

　この中でも、際立った被害をもたらしたものが、約100年前に第一次世界大戦終結の一因にもなったとされる「スペイン風邪」と呼ばれた新型インフルエンザによるパンデミックです。当時、中立国であったスペインは、報道が自由だったため、他国よりもスペインでの流行の惨事が盛んに世界に伝えられたことから、こうした汚名をつけられてしまいました。皮肉な話です。

　このときの流行により、世界人口の25 〜 30%が感染し、2%の約4,000万人が死亡したといわれています。日本でも、内務省発表によると38万人が、また速水融による人口学推計によると、人口の0.8%に当たる45万人が死亡したとされています。当時は、ウイルスの存在を人類はまだ知らず、治療方法も一切ありませんでした。最近の分析結果によれば、各国のGDPは6

～8％低下したそうです。結局、感染拡大が続き、多くの人が免疫力を有したことにより、自然に消滅に向かったと記録されています。

　それから約100年後の2019年12月、中国湖北省武漢市ではじめて感染が確認された「新型コロナウイルス（COVID-19）」による感染症も、瞬く間に世界へ広がり、有史に残るパンデミックを引き起こしました。スペイン風邪と異なるのは、当時の社会よりもはるかに現代はグローバル化が進展していて、流行が急速に拡大したということでしょう。

一党独裁の強権的政治体制による世界のコモンセンスへの挑戦

　「都市封鎖」といった映画に出てくるような光景も現実に目の前で展開されたこの惨禍は、現代社会にさまざまな問題を投げかけました。この悲惨な新型コロナウイルスの感染流行から、私たち人類は、何を学ぶことになるのでしょうか。

　本書を執筆しているこの時期は、いまだ世界的感染流行に歯止めがかからないとの報道が毎日のように届いている進行形の状況であり、この問題を考察するには時期尚早とは思いますが、少なくとも2つの問題が世界に投げかけられたことは確かだと思います。

　1つ目は、世界で最初に新型コロナの終息宣言を出した中国の流行抑制政策が、流行が長引く欧米のような民主主義国家よりも共産党による中央集権的統治が優れていることを、中国政府が世に示した、あるいは示そうとしている、という点です。

　多分に習近平政権の政略ではありますが、感染症流行に示される国家非常事態には、中国が急速な経済成長を果たしたのと同様に、一党独裁による強権的政治体制のほうが民主主義体制よりも、はるかに意思決定が迅速で効率的な政治システムであるということを、内外にアピールしたことになります。中国の現政権は、「民主主義」対「一党支配」の体制モデルの論議に一石を投じようとしている、あるいは世界のコモンセンス（常識）に挑戦を仕掛けているようにさえ見えます。

　トランプ政権を生み出した大衆政治の前に危機を問われていた民主主義

でしたが、さらにこの問題で課題をもう一つ突きつけられた感じがします。

グローバル化と情報化の時代に相応しい新たな社会の創造の母となるか!?

　2つ目は、中国に一国集中した世界のサプライチェーンのリスクに関連した問題です。

　近年、世界各国は、経済成長を果たすことにばかり目を向けていて、中国との貿易を通じて、ヒトやモノの結びつきを急速に拡大してきました。しかし世界各国は、中国にはかねてより不透明な政治体質から情報を隠ぺいする風土があることに気づきながら、そしてすでにSARS（重症呼吸器感染症）や鳥インフルエンザなどの感染症の初動体制が情報隠ぺいで遅れたことによって流行を拡大させてしまったという過去を知っていながら、中国が新たな感染症の発生源になるリスクへの対策を怠ってきました。これは、大きな問題といえます。

　経済のグローバル化が進む今日にあって、感染症リスクは中国だけの問題ではなく、世界の極めて重要な脅威になる可能性があったにもかかわらず、それに対する備えをしてこなかったわけです。WHOの調査団も指摘したように、武漢での最初の流行を隠ぺいし、初動活動を遅延させたことが、世界にこれほどまでの大きな負の影響を及ぼしたことは重大な過失であり、現状が変わらない限り、これからも同様の事態が生じる危険性は多分にあります。

　しかも、2018年に米国ジョンズ・ホプキンス大学が『パンデミック病原体の特徴』という報告書を出していて、その中で、症状が軽いのに感染率が高くなる変異しやすいRNAウイルス型のコロナウイルスがパンデミックを引き起こすだろう、という予想までしていました。そればかりではなく、これまでにもたびたび新興感染症の流行を許した中国政府の隠ぺい体質を改善できなかったことも残念なことです。

　人類はこれまで、幾多の感染症の流行に遭遇し、その惨禍を乗り越えてきました。黒死病の流行は、中世の価値観をすべて覆し、ルネッサンスという新しい時代を導きました。天然痘の流行は、ワクチンという新たな武

器を人類にもたらしました。スペイン風邪の惨事は、第一次世界大戦を終結へと追いやり、人類初の国際連盟という国際社会の協調システムを創造しました。そして、結核の流行は、近代科学にもとづく疾病管理の統一したシステムの構築へとつながりました。

今般の新型コロナウイルス感染症のパンデミックも人類にとって、グローバル化と情報化の時代に相応しい新たな社会の創造の母になる、と願わずにはいられません。

11. 因果律モデルとリスクマネジメント

ハザードの健康被害が生じる確率を少なくするリスクマネジメント

こうした失敗から、私たちは何を学ぶことができるのでしょうか。そして、ヘルスプロモーションの観点から、どのようなことが対策として実行できるのでしょうか。

新型コロナウイルス感染症にとどまらず、健康を脅かすあらゆるリスクという決定要因をコントロールすることは、ヘルスプロモーションの活動そのものです。

「リスク（risk）」を引き起こす決定要因となる危険のことを「ハザード（hazard）」と呼び、それが実際に生じる「可能性（確率）」との間には、「リスク＝ハザード×可能性（確率）」という関係式が成り立ちます。この式から、ハザードが存在しても、生じる可能性が低ければ、リスクは低くなり、ハザードが小さくとも、生じる可能性が大きければ、リスクも大きくなることがわかります。

例えば、富士山の大噴火というハザードは、極めて大きいと想像されますが、現在は休止状態で噴火する確率は低いので、今の富士山はリスクの小さい火山ということになるわけです。

この公式を踏まえて、ヘルスプロモーションの因果律モデルを使うとすると、まず健康被害（結果）に直結する可能性のあるハザード（原因）を洗い出し、リストアップします。そして、このハザードがリスクをもたら

しうる確率を一つひとつ検討します。詳細は述べませんが、「結果」から「原因」の起こり得る確率は、ベイズ統計学という統計手法を用いて求めることができます。リスクがある一定以上に大きくなると判断した場合には、そのハザードの健康被害が生じる確率を少なくするような対応を講じなければなりません。

　こうした一連のプロセスを「リスクマネジメント（risk management）」といいます。

　この考え方は、もともと米国で不況の際に保険制度がリスクに晒された際に制度を守るために編み出されたものでした。それ以降、経済や災害等にこの考え方が適用されるようになったといわれています。

ヘルスプロモーション的なリスクマネジメント

　リスクマネジメントの要諦は、最悪のリスクを想定し、事前にそのリスクによる影響を最小限に食い止める手段を考えることです。

　健康課題において最悪のリスクを想定するということは、前述した通り、ヘルスプロモーションの因果律モデル上にハザードを洗い出してリストアップし、各ハザードの生じる確率を想定し、最大化するリスクを同定することで、これがヘルスプロモーション的なリスクマネジメントということになります。

　実際には、強力な権限を与えられた人がその決定と対応策を実践に移せるような体制づくりも、同時並行して行う必要があります。

　東日本大震災における福島第一原発の惨禍は、津波というハザードが特定されてはいたものの、権限を持った立場の人の「地震は起きないでほしい」⇒「起きないかも」⇒「起きないにちがいない」⇒「起きない」という心理が、津波発生の確率を小さくし、リスクを過小評価してしまったことが原因の一つと考えられています。東京電力の幹部らが自覚していたかどうかわかりませんが、彼らの心理が確率を低くしていたことに気づかなかったことが、「想定外」という言葉につながったのでしょう。

　因果律モデルは、このようにリスクマネジメントのツールとしても、極

めて重要である、ということを指摘しておきたいと思います。

　地球温暖化やプラスティックの海洋汚染への対策の国際的不一致、経済の保護主義化など、最近の世界は、分断化の傾向にあるようです。

　こうした問題にいら立つ科学者や若者の声に一切動こうとしなかった世界の為政者たちは、新型コロナウイルス流行によって、漸く協調すべきことの重要性に気づきはじめたかもしれないと、ある新聞の論説委員が述べていました。新型コロナウイルス感染症のパンデミックが世界の融合と調和への転機になってほしいと願わざるを得ません。

12. コントロールできない健康の決定要因

ヘルスプロモーションの定義に「コントロール」は相応しいか⁉

　WHOのヘルスプロモーションの定義を改めて見返してみると、「ヘルスプロモーションとは、健康の決定要因をコントロールし、改善する…」とあります。

　この「コントロール」とは、もともとどのような意味なのでしょうか。英語の"control"は、ラテン語の"contrarotulus"に由来し、"contra（〜に対する）"と"rotulus（巻物、台帳）"から成り立っています。これが転じたコントロールとは、「ある枠とか規準を設けて、それからはみ出さないように対処する」という意味になりました。

　この言葉を語源に忠実に解釈するならば、ヘルスプロモーションとは、ある基準を設定して、その範囲内に収まるよう、決定要因を人間の都合の良いように管理していく、という意味合いになります。

　このように考えると、健康にネガティブな影響を与える決定要因を制御しようとするヘルスプロテクションに近い意味になり、積極的にポジティブなサリュタリー要因（第5章で詳しく説明します）を引き出そうとする元来のヘルスプロモーションの姿からかけ離れたイメージになります。あるいは、前述したように、基準や他者との比較を必ずしも必要とはしない脱比較論を掲げるヘルスプロモーションとも、相性が良くないようにも感

じられます。

　"control"という単語よりも、もっと相応しい言葉をこの定義に入れることはできないものでしょうか。

できるものだけに注力し、できないものにとらわれる必要はない!?

　さらに重大な問題として、そもそもコントロールできない健康の決定要因があるとしたら、それに対して、ヘルスプロモーションは手も足も出ないことになるのでしょうか。

　第3章の図6「因果律2層モデル」の部分で論じたように、現代医学では、遺伝子疾患や老化などの生物学的要因について、いまだ十分にコントロールすることができていません。

　また行動学的要因については、個人レベルでは、ある程度はコントロールできる知識や技術も人類はすでに持ち合わせつつありますが、社会集団レベルでは、どの国や地域においても運動不足や肥満解消を適切にコントロールできているとはいい切れません。

　例えば、次章で検討しますが、地球温暖化といった健康の決定要因が近い将来、さらに顕在化してきたら、そのコントロールは、決して容易なものではないでしょう。

　また、コントロールできるかできないかという問題に関しては、個人レベルと社会レベルとで対処策が異なるでしょうし、レベルによらず、そもそも人々がコントロールできないような決定要因が確かに存在することも事実なのです。

　古代ギリシャのストア哲学者やベストセラーになった『嫌われる勇気』で紹介されたドイツの心理学者アルフレッド・アドラー（A. Adler）が説くように、この世には、コントロールできるものとできないものがあるのだから、できるものだけに注力し、できないものにとらわれる必要はない、と考えるべきなのでしょうか。

　ヘルスプロモーションは、コントロールできない決定要因にどのように応答していくのか、今後の議論を待ちたいと思います。

13. 健康大国を築いた日本は
ヘルスプロモーションの先進地

(1) 因果律モデルで戦後日本の健康改善を分析

各省の多様な施策が多角的な政策介入を可能とし、健康改善に寄与

　私は以前から、戦後日本がほかの高所得国に比べ、なぜ短期間で健康水準を劇的に改善させ、世界一の健康大国となり得たのだろうか、という疑問を持っていました。

　そこで、因果律モデルを手段として、この疑問を解こうと検討しました。その結果、戦後の日本は、農村を中心にヘルスプロモーションの先進地であったことがわかりました。すなわち、当時の厚生省（当時の呼称を用います。以下同じ）、農林省、文部省などがさまざまな施策を展開し、結果的にそれらの多角的な政策介入によって、多様な健康の決定要因に介入がなされ、健康改善につながったのではないか、と考えられたのです。

　その仮説を図案化したのが、**図7**の「因果律1層モデル」です。

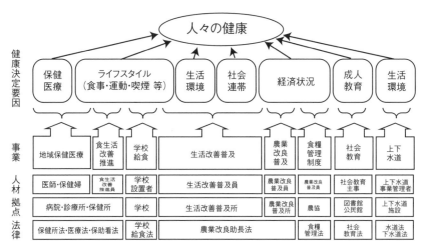

図7　因果律1層モデルによる戦後日本の健康改善を果たした仮説図

この節では、日本が健康大国へ向かって歩んだ戦後20年間の物語を振り返りたいと思います。

義務教育の普及、均質で平和な社会、小さな健康格差が戦後の改善に寄与

　1945年に太平洋戦争に敗戦した日本は、直後の混乱期を除き、生活基盤の復興整備は順調に進展しました。とくに、保健指標においては、他国と比べても特筆すべき改善を見せました。

　例えば、生活衛生状況の影響を最も良く反映するといわれる乳児死亡率は、出生1,000に対して、1949年の62.5から、15年後の1964年には20.4へと３分の２の低下を示しました。さらに、男女とも戦後直後には50歳前半であった平均寿命も、1965年には70歳前後まで大きく延伸しました。

　しかし、このときの終戦直後からの20年間の日本は、決して経済的に裕福な国ではありませんでした。飛躍的に経済規模が拡大した高度経済成長の助走期の時期にあたるこの時期に、ほかの欧米諸国と比較しても、すでに健康レベルは著しい改善傾向を見せていたことになります。なぜなのでしょうか。

　高度経済成長期以降、とりわけ国民皆保険制度が成立した1961年以後の日本人の健康要因分析に関する先行研究は数多くありますが、1945年から1965年の戦後20年間を検討した報告は、実はほとんどありません。

　ですが、海外研究者による研究として、前出のマーモット（Marmot）らの報告があります。彼らは、日本食の影響や経済的平等さが平均寿命改善に寄与しているとした上で、日本社会に特有な個人と集団間の社会的な関わりの強さも関与しているのではないか、と推測しました。

　また、『Lancet』の日本特集の１論文として寄稿されたIkedaらの分析によれば、義務教育の普及、均質で平和な社会、健康格差が小さかったことが理由として挙げられています。そして、その上で、1950 ～ 60年代の健康改善に最も奏功した理由として、政府による公衆衛生政策が実施されたことを指摘しています。

　これらを要約すると、高い教育レベル、安定した政治と社会、健康的な

日本食文化を背景として、強力な行政主導による公衆衛生活動が徹底されたことが日本国民の健康改善に寄与した、ということになります。

戦後の農村部を俯瞰的に眺めると確認できる各省庁による包括的な施策

しかし、因果律モデルを頭に描いてみたとき、健康大国日本を築いた背景には、何も公衆衛生政策に限った話ではなく、それ以外の多様な政策の寄与もあったのではないか、と考えました。そこで私は、戦後20年の間に日本全国、とくに農村部でどのような事業が展開されていたかを調べてみることにしました。

当時、保健医療サービスは、厚生省が主導して実施された「地域保健医療事業」を通じて提供されていました。専門家としては、医師、看護婦、准看護婦、助産婦のほか、保健婦が従事していました。食事や栄養に関しては、従来の米中心の和食から、小麦や油、肉を用いた欧米食への転換と浸透が、1949年にはじまる栄養改善普及運動（後の食生活改善推進）や、1954年に開始された学校給食、また1954年以降に実施されたキッチンカーによる全国巡回などを通して、積極的に推進されていきました。

一方、生活環境やコミュニティにおける住民の動員や社会的絆を強めることに大きな役割を果たしたのは、農林省が1951年に開始した「生活改善普及事業」であった、と考えられました。これは、生活改良普及員と呼ばれる都道府県職員が、住民参加活動を促し、生活に直結するさまざまな健康の決定要因に対して介入を企てた一連の事業を指します。当時の農村の主産業は農業で、終戦直後の農業就業者数は全国で1,700万人に上り、全労働者の53％を占めていました。農業の振興には、農業改良助長法（1948年）にもとづいて農林省による「農業改良普及事業」が実施され、農家の経済的自立と安定が促進されました。

さらに、学校の教育課程とは別に、成人の卒後や生涯学習の向上を目指す社会教育の充実も、図られました。文部省は、社会教育法（1949年）によって、全国に図書館や公民館を整備し、住民に対する教育講座を企画する社会教育主事を市町村の教育委員会に配置して、成人の教育レベルの向

上を促したのです。

　このように多様な事業が、別々の中央省庁や法律等によって実施されていました。事業の開始はほぼ同じ時期で、事業の最終受益者は国民であり、農村という生活空間であったため、コミュニティにおいて事業の成果が面としてつながる結果になったと思われます。

　これらの施策が、農村の人々の健康を短期間に飛躍的に高める相乗効果をもたらしたと考えられるのです。

(2) 地域保健医療事業と生活改善普及事業のコラボ

プライマリヘルスケア的な事業がライフスタイル等の決定要因を直接的に改善

　図7の因果律モデルに示した決定要因のうち、とりわけ健康に大きな影響を及ぼす決定要因へ介入したと考えられたのが、地域保健医療と生活改善普及の事業でした。

　この時期の農村で提供された1次レベルのヘルスケアがWHOのプライマリヘルスケア戦略とまったく同じコンセプトで実施されていた点は、興味深いところです。プライマリヘルスケアにおいても、日本は先進地であったわけです。こうした事業は、保健医療サービスやライフスタイルという決定要因を直接的に改善することに寄与したといえるでしょう。

　終戦後のおよそ15年間は、戦争で大きな被害を受けた保健医療システムの再構築が行われた時期にあたります。劣悪な環境下で蔓延した急性感染症と、母子保健、環境衛生が大きな課題でした。1948年に保健医療の根幹となる医療法、医師法、保健婦助産婦看護婦法が制定され、保健医療の人材に関する基本的制度が整備されました。また、公衆衛生の最前線として、全国に保健所が整備され、その数は最盛期には全国に859か所（1976年）を数えるに至りました。保健所は、結核検診や母子健診、予防接種などの疾病予防と保健指導からなる専ら「ヒト」に関するサービスと、上水道、住宅環境の整備・清掃、飲食店の監視などの環境衛生と食品衛生を司る「モノ」に関するサービスを提供しました。

ヒトに関するサービス提供では、保健婦（当時、全員が女性）が大きな役割を果たしました。さらに、終戦直後の死因第1位は結核であったので、保健所が中心となって全国一律に胸部レントゲン検査、ツベルクリン検査とBCG接種を実施したのでした。診断の一括処理や公費負担による抗結核薬の無償提供を行った制度は、ほとんどすべての患者をカバーするという質の高い全国統一の結核対策を展開することにつながりました。それが功を奏して結核死亡は激減し、1951年には脳血管疾患に死因1位の座を明け渡したのでした。

　母子保健も当然、重要分野として位置づけられ、保健所を中心に乳幼児健診や予防接種、保健婦や助産婦による訪問指導が強化されました。

生活に介入し健康を改善したヘルスプロモーションとしての生活改善普及事業

　一方、生活改善普及事業も、健康の決定要因を著しく改善させたヘルスプロモーション活動と見なすことができます。

　この事業は、三重、京都、山口などで1948年から開始されていたのですが、全国展開は1951年からでした。都道府県職員であった生活改良普及員（ほとんどが女性）が、農村女性に対して衣食住などの改善指導を行い、また農村女性による自律的住民組織の結成を促しました。生活改良普及員は、個別に家庭訪問をしながら、住民（とくに女性）のニーズを把握することから、この事業は開始されました。その中で、共通する話題を抽出すると同時に、コミュニティの組織化を通して、家族間で改善すべき問題の共有化を図ったわけです。

　生活改良普及員たちは、解決のための知識や技術を押しつけることはせず、住民の主体性を尊重しつつ、住民自身が問題解決できるように支援した、と記録には残っており、本書第2章で「自律的制御を促す多角的手法」の一つとして取り上げたLIP手法にもとづいて活動したのでした。

　その活動には、住居、食生活、衣類、家事経済（家計）および生活環境の改善等が含まれていました。

　例えば、旧式かまどを使っていた場合には、腰を屈めて薪をくべる必要

があったので腰痛を患い、また煙が室内に充満したので気管支炎やトラコーマ眼炎が悪化するなどの問題が、家事を担う女性をしばしば悩ませていました。しかし、生活改良普及員の指導で、煙突で煤煙を外に出せる新式かまどに改良することにより、薪をくべる位置が高くなって屈む必要がなくなり、腰や呼吸器、眼の健康障害等も減少させることができました。いわば医師いらずの状況に健康を改善したわけです。また熱効率も良くなり、薪の量も以前に比べ、3分の1に減少したと記録にあります。

　稲の田植えと刈り取りの時期には、家族総出で農作業を行うため、食事・調理が手抜きとなり、体重が減少したり、子どもが病気になるといったことが多かったようです。そこで、生活改良普及員がコミュニティに呼びかけ、共同炊飯の導入を図ったところ、家庭の持ち回りで調理し、栄養価が担保された食事が常時準備できるようになりました。同時に、食事を準備する家庭の農作業を別の家庭が面倒見てくれるようになったため、農作業と食事準備の両立も可能となりました。これにより、住民の体重減少が止み、子どもたちの病気も予防されるようになりました。

　さらに、1952年に生活改善普及の住民活動から開始された「ハエと蚊をなくす生活実践運動」が、2年後には全国で3,500か所にまで広がり、汲み取り式便所や台所の排水といったハエや蚊の発生源への対策が地域ぐるみで実践されて、大きな成果を上げたのでした。

非合理的価値観を変えた文部省の社会教育事業も、重要な役割を果たす

　生活改良普及員の数は、全国に多くても2,000人程度であったといわれていますが、彼らによって組織された生活改善実行グループ数は、1953年に全国で約5,200組、グループ員数は約12万8,000人にも及んだそうです。彼らの存在によるインパクトは、小さかったとは決していえないでしょう。

　これを裏づける研究として、杉浦康夫らの多変量回帰分析による報告があります。1983年までの日本人の平均寿命に影響を与える要因の解析をしたところ、初期教育、衛生法規整備状況と同時に、生活改良普及員数が関係していることが量的分析で明らかになりました。この結果からも、生活

改善普及事業が与えた影響を過小評価することはむずかしいでしょう。

　加えて、文部省による社会教育事業も、重要な役割を果たしました。当時の生活改良普及員らの報告書を読むと、生活改善活動を阻む最大の阻害要因は、農民の保守的、非合理的価値観であったそうです。具体的には、貧相な食事に満足すべしとする美徳や、日当たりの良い仏間は客間として使用すべきで、家族は北向きの部屋の万年床で就床起床する、といったことが先祖来の慣習であるとする信念、あるいは医師に診てもらうことは贅沢といった思考、さらには女性が家族内や村落で自分の考えを主張することを不遜と見なす社会規範などの非合理的な価値観が多かったわけです。

　こうした前近代的価値観を打破していくことに寄与したのが、公民館の普及ではなかったかと考えられます。公民館は、戦後施行された日本国憲法による国民主権、平和主義、民主主義といった基本理念や近代的合理的精神の普及の拠点として設置されました。社会教育は、ヘルスリテラシーの基盤となる合理的思考力を強化するために、目には見えませんでしたが、極めて大きな役割を担ったことは想像に難くありません。

戦後日本を健康大国に築き上げたマルチセクターアプローチと「保健婦」

　このほかにも、上下水道の敷設状況、食生活改善事業の効果、学校給食の導入、伝統医療や日本独自の富山の置き薬の制度、食糧管理法や農協による農家の経済的支援など、多様な要因が、健康向上に寄与したと考えられます。

　アジア経済研究所の佐藤寛は、戦後日本の農村開発はマルチセクターによるアプローチであり、とくに生活改善普及事業は行政に呼応する受皿組織として機能した、と高く評価しています。その一例として、生活改善グループが活発で十分に組織化されていた地域では、後に導入されたハエと蚊をなくす運動が効果的に実施された、と指摘しています。

　因果律モデルが示すように、健康の決定要因は、生活の場に広く散在しているものであり、それらに幅広く介入できるマルチセクターアプローチでなければ、影響を与えることはできず、日本が短期間に健康を劇的に改

善できた論理的説明がつかないのです。

　ここで、少し大切な寄り道をしましょう。

　戦後の日本を健康大国に築き上げたノンフィクションでは、主役が国民とすれば、保健婦と生活改良普及員（人々から愛称込めて『生改さん』と呼ばれていた）は名演出家であった、といえるのではないでしょうか。この演出家なくして、日本のその後の経済の驚異的な発展も、あり得なかったはずです。つまり、戦後の日本は、女性の活躍があってこそ成功したのだ、ということを忘れてはならないと思います。

　そして、もう一つ忘れてならないことは、そんな日本女性の社会的地位が相変わらずとても低い、ということです。2021年の世界経済フォーラムが発表した『男女格差指数（ジェンダーギャップ）』によると、世界156か国中、日本は120位で、欧米先進国中最下位であり、実は隣国の韓国や中国のほか、多くのアフリカ諸国などよりも低いのです。この事実に、私たち日本人は真剣に向き合う必要があるのではないでしょうか。

14. 健康決定要因へ多角的に介入した日本の事例

　前節では、戦後日本の健康改善を概観してみましたが、本節では、健康の決定要因へ多角的に介入した２つの代表的な具体事例を見てみたいと思います。１つ目は、長野県佐久総合病院の事例であり、２つ目は、岩手県旧沢内村の物語です。

(1)「農民とともに」を実践した佐久総合病院物語

巡回診療のほか、衛生演劇、病院祭り、健康教育などで意識改革

　戦時中の1944年、寒村であった長野県佐久平に佐久総合病院が開院されました。そして、終戦間近の翌年３月、同院に東京から赴任したのが、外科医の若月俊一でした。

　彼は、医学生時代に学生紛争に関わって逮捕された経歴もあったことか

ら、東京での就職先が見つからなかったところ、指導教授の計らいにより、地方のこの病院にようやく雇用されることになったのでした。1946年10月に病院長に就任した若月は、「農民とともに」をスローガンとし、「人民の中へ、農民の中へ、村の中へ」を基本哲学として、さまざまな活動を展開しました。余談ですが、彼は、帝政ロシア打倒を目指したナロードニキと呼ばれた革命運動らの「人民のもとへ（ヴ・ナロード）」という思想に傾倒していたのかもしれません。

　若月はまず、農民に調査を行い、市街部に比べ、農村部の住民は病気であっても我慢している、あるいは自分が病気であることを知らないでいる割合が高い、ということに気づきました。そこで、医療従事者が病院内で患者を待っているのではなく、地域に率先して出ていくことにしました。すなわち、病院職員が馬車にゆられて、無医地区にある農家を訪ねる巡回診療を開始したのでした。

　巡回診療の後には、娯楽の少なかった村人を相手に医療従事者による衛生演劇を実施し、健康教育をしながら、意識改革を図りました。若月によると、農民への教育には演劇が良い手段であることを宮沢賢治から学んだのだといいます。その衛生演劇のシナリオは、若月による創作でした。そして、そのような活動によって年々、手遅れになった患者数は減少していきました。

　また、病院施設を住民に開放する病院祭りを日本で最初に実施し、医療や保健の知識を住民へと公開したのでした。1959年には全国に先駆けて、旧八千穂村の全村民に健康管理と集団健診を実施しました。さらに、住民参加による衛生指導員と呼ばれる農村保健ボランティアの育成も行いました。こうした公衆衛生的活動と並行して、農村といえども、最高レベルの医療を提供しようと、結核菌が骨に感染して痛み、歩行障害や亀背を伴う脊椎カリエス患者に対し、まだ当時は一般的ではなかった積極的な外科手術を行ったり、農村部特有の健康問題である農夫症や冷え症にも、積極的な対策を講じたりしました。

　さらには、農村医学の研究や教育を手掛け、日本で最初の農村医学会を立ち上げたり、国際農村医学大会を開催したりすることに献身しました。

「保健の社会化」を実現したプライマリヘルスケアの先進事例

　若月医師の功績について、因果律モデルを用いて整理してみましょう。

　まず、巡回診療・健康診断を通して保健医療サービスへのアクセスを飛躍的に高めたこと、病院祭り・衛生演劇や健康講話の開催、健康体操の普及などを通してライフスタイルや意識改革という教育的要因に介入したこと、衛生指導員制度の構築により社会関係資本を強化したこと、冷え対策に台所や住居を改修するなどの生活環境の要因にまで介入したことなど、多角的な健康の決定要因への介入を手掛けていたことが見て取れます。

　また、若月の農民に寄り沿うヘルスケアを目指した活動は、「保健医療の知識、技術、制度を民衆化」し、「保健の社会化」を実現させたまさにプライマリヘルスケアの先進事例であったということができます。

　こうした一連の佐久総合病院による活動は、1980年代までに脳卒中と結核を激減させ、今日ではその所在地である長野県を男女とも長寿日本一にし、世界一を誇る健康地域にさせることに大きく貢献した、と思われます。

(2) 「生命行政」を掲げた旧沢内村物語

健康勉強会とナメコ栽培とブルドーザーの導入と医療費無料化と…

　続いて、旧沢内村の物語です。

　その村は、秋田県の県境に接する岩手県内の山間部にある人口7千人余りの寒村で、冬季には3メートルを超える豪雪のため、交通は遮断され、陸の孤島になるような地域でした。その沢内村に1954年、深澤晟雄が教育長として、そして1957年には村長として就任しました。彼は、「生命行政」をスローガンとし、村民の健康を最優先にした村政を敷いたのでした。

　まず、教育長時代に個別に家を回り、地域のニーズを拾い上げ、青年会や婦人会を組織し、健康のための勉強会を開催、継続しました。その結果、健康に関心を抱く主婦が大幅に増加しました。岩手県による調査の結果が残っており、沢内村以外の市町村の婦人たちの最大の関心事が「収入」で

あったのに対し、沢内村の婦人は「健康」を第一の関心事に挙げたそうです。教育がいかに意識を変えるかを示す見本といえます。深澤はまた、ナメコ栽培を手掛けて産業を興し、農家の収入を高めました。

　村長になると、冬季の交通確保を目的として、ナメコ栽培で稼いだ資金を担保に中古のブルドーザーを購入しました。残念ながら、馬力不足で除雪は失敗に終わりましたが、深澤の熱意に感銘を受けた小松製作所が新型ブルドーザーを寄付してくれたため、冬期間の除雪が可能となり、村人が病院や学校や商店へ冬季でも自由に往来できるようになったのでした。この環境整備は、利便性に加え、村民に与えた心理的影響も計り知れないといわれています。ブルドーザーは夏場、農地や道路工事にも使われ、村の財源を潤しました。また、健康的な生活環境を確保するための住宅改善についても、村からの一部公費負担で奨励しました。

　深澤村長は、保健婦の充実にも努め、当時の岩手県市町村内で沢内村は人口当たりの保健婦数が最も多い自治体となりました。そして、妊産婦健診や乳幼児健診、疾病の予防活動にも力を入れました。その結果、ついに1962年に日本の市町村ではじめて、乳幼児死亡をゼロにするという快挙を成し遂げたのでした。村長就任時の1957年の乳児死亡率は、出生1000対69.3と全国平均の２倍弱の高さにあったのですが、村長就任後わずか５年という短期間でこれをゼロにするという偉業を成し遂げたのでした。

　また、子どもと高齢者の健康を守るため、1960年には１歳未満児と60歳以上の高齢者の医療費を無料化し、保健医療サービスへのアクセス確保を実現させました。ところが、この無料化政策は1959年に施行の自己負担を求めている国民健康保険法に違反している、と厚生省や岩手県から反対されました。しかし深澤村長は、「法律違反かもしれませんが、私は国民の健康を保障する憲法に従うだけです。国がやらないなら私がやりましょう。国は、後からついてきますよ」といって、反対に屈せずに無料化を断行しました。なお、乳児死亡率ゼロという成果は、同じ岩手県内の他の自治体に比べ、より低い医療費で達成されました。

　そうした実績もあって、反対していた厚生省は、深澤村長に倣い、やがて乳児医療費と高齢者医療費の無料化を全国に導入したのでした。

「社会の保健化」を成し遂げたヘルスプロモーションの先進事例

　深澤が成し遂げた事業について、因果律モデルを用いて総括してみましょう。

　冬期間の除雪や医療費無料化によってヘルスケアへのアクセスを確保したこと、保健婦らによる健康教育や健康診断の実施によって村民のライフスタイルを改善したこと、住民の組織化や勉強会の開催によって社会関係資本の強化と村民の意識改革を行ったこと、ナメコ栽培によって農家の経済基盤を確保したこと、除雪や住宅改善支援によって生活環境を改善したことなど、佐久総合病院と同様、さまざまな健康の決定要因への介入が同時並行して実践されていたことがわかります。

　つまり、健康やQOLを最優先した彼の生命行政は、「個人およびそれを取り囲む村全体を健康指向化」させる「社会の保健化」にほかならず、ヘルスプロモーションの先進事例であったということができると思います。

　ここで、ついでに所感を。深澤村長は、村議会での新春の挨拶で、こう述べています。

　「希望の躍動する新春にあたりまして、皆様とともに改めて政治の中心が生命の尊厳・尊重にあるということを再認識したいのでございます。生命尊重のためにこそ、経済開発も社会開発も必要なのだという政治原則を再認識するべきであると存ずるのでございます…」

　彼の「生命行政」の哲学は、すべては経済的に豊かになることなのだと考える経済至上主義的な世の中の常識（健康⇒経済）とは異なり、村民の生命を尊重するために経済はある、とする原則（経済⇒生命・健康）を掲げて実施している点で、前述のマーモット博士の問題意識と同一のものといえます。

富と幸福が両立できる世の中への変革に関係者は関心を持ち続けるべき

　深澤村長ほど、この因果律を明確に理解し、生命を尊重する行動に向けて努力した政治家は、これまでの日本では出会うことがほとんどなかった

ように思います。

　そんな中、2024年から新１万円札の図柄になる日本の近代資本主義の父と称される渋沢栄一が、大河ドラマの影響もあって最近、脚光を浴びています。彼が著した『論語と算盤（そろばん）』では、洋の東西を問わず、金銭や金儲けは卑しいものとされてきた中、経済なくして国家は成り立たない訳なので、論語にもとづく道徳と経済の両立こそが重要だ、ということが説かれています。

　多くの実業家の愛読書であった本書は、政治家にも読者層が広がり、国会議員の中からも「効率や利益だけでは一部の幸せにとどまる。幅広い幸せにつなげる経済にすべきではないか」（自民党・岸田文雄）とか、「成長は人々が幸せになる手段であるべきだ」（国民民主党・古川元久）といった発言（日本経済新聞から転記）が聞かれるようになってきており、喜ばしいことです。また、マレーシアのムヒディン首相も、「GDPの伸び自体を目的と考えるべきではない。国民の幸福度といった、より人間的な物差しに置き換えなければならない」と発言していました。

　一部の人の利益追求という欲望に駆られ、大多数の健康や幸福を犠牲にしてきた現実世界を、富と幸福が両立できる世の中に変革していくことに、公衆衛生関係者や保健医療従事者も関心を持ち続けるべきだと思います。

第4章

ヘルスプロモーションの
持続可能な健康指向型社会モデル

SDGs時代におけるヘルスプロモーションを考える

　国連は2015年、各国首脳を集めて、「我々の世界を変革する：持続可能な開発のための2030アジェンダ」を採択し、その具体的行動指針として、「国連持続可能な開発目標（Sustainable Development Goals〈SDGs〉）」を決議しました。行政も企業も教育機関も今や、世界人類の共通目標であるこのSDGsの実現を目指しています。

　ところで、このSDGsとヘルスプロモーションの関わりは、どこにあるのでしょうか。

　WHOは採択の翌2016年11月、上海に各国政府、国際機関、NGOや民間企業などを集め、第9回ヘルスプロモーションに関する国際会議を開催しました。そこで、SDGsとヘルスプロモーションとの関わりを検討したのでした。会議は、討論の成果をまとめ、「上海宣言」を採択しました。この宣言では、すべてのSDGsの活動を通して健康は増進される、ということについて確認しました。

　本章では、WHOの討議内容とは少し異なる角度から、SDGs時代におけるヘルスプロモーションについて考察してみましょう。

　まずは、SDGsそのものの特質を眺めてみたいと思います。地球や人類の持続可能性を達成するためには、多様な条件を揃えなければなりません。そのためにSDGsは、可能な限り包括的であること、すなわち「ユニバーサリティ universality（広範性）」である必要が出てきます。しかし、包括的であればあるほど目標が曖昧になり、焦点がぼやけ、理解するのが困難になってしまいます。そこで、目標をできる限り束ねてまとめる、つまり「コ

ンバージェンスconvergence（収束）」する必要が出てきます。ユニバーサリティとコンバージェンスという相反する命題を両立させる試みがSDGsの特質である、と私は考えています。本章の前半では、この相反を両立させようとする努力を見てみます。

　地球と人類の持続可能性を実現する鍵を握るとされるのが、トリレンマの問題といわれています。経済成長と環境保全、それに社会的公正の３つを同時に成立させようとすると矛盾が生じてしまう、というこの問題を紐解くことは、そうたやすい話ではありません。そうした中、ハンコックらは３つの超越的価値として健康を設定し、この問題を解決しようと提案しました。そこで私は、ハンコックの提案をベースにして、ヘルスプロモーションの観点から３つの命題を両立させる試みをモデル化し、ヘルスプロモーションの「政策の顔」を描いてみようと思います。

　本章では、このような観点から、持続可能な社会の構築を目指す一つの手段として「ヘルスプロモーションの持続可能な健康指向型社会モデル」について考えてみます。そして、最後に、SDGsの達成に向けた新たなアプローチである「One Health」や「Planetary Health」についても触れたいと思います。

1. 持続可能な開発目標とは⁉

「持続可能な開発」がはじめて議論となった1972年の国連人間環境会議

　2015年９月に開催された第70回国連総会において、「ミレニアム開発目標（Millennium Development Goals〈MDGs〉）」の後継として、今後15年間にわたる世界の指針となるSDGsが採択されました。

　MDGsは、高所得国が低中所得国を支援することを念頭に、優先すべき課題かつ測定可能な項目に目標を絞っているのに対し、SDGsは、高所得国も低中所得国もすべての国が達成すべき目標を掲げ、持続可能な社会の構築に必要なあらゆる領域の課題を網羅している点が大きな特徴です。その意味で、SDGsは、人類最初の真の全地球的目標といえるものです。

そんなSDGsですが、そもそもこの目標はどのような経緯を経て、全世界の目標として採択されるに至ったのでしょうか。

　はじめて、「持続可能な開発」というテーマが議論の俎上に上げられたのは、1972年のストックホルムで開催された国連人間環境会議でした。ところが、実際にこの言葉が世界の衆目を集めたのは、1987年に「国連環境と開発に関する世界委員会」が公表した報告書であったとされています。

　この委員会は、前述したWHOの第5代事務局長であったブルントラントが就任前に委員長を務めた組織であったため、通称ブルントラント委員会とも呼ばれています。この委員会による報告書は、「持続可能な開発とは、将来世代のニーズを満たしつつ、現世代のニーズを満足させること」と定義しました。

　それ以降、この有名な定義を受けて、環境保全と開発は対立するものではなく、共存し得るとの考え方が定着しました。同時に、共存のためには、利害の対立を超えて、高所得国も低中所得国も公的セクターも民間セクターも協働するグローバル・パートナーシップが何より重要である、との認識も深まることとなりました。

　こうした共通理解の広まりを背景にして、1992年にブラジルのリオデジャネイロで通称「地球サミット」と呼ばれた「国連環境開発会議」が開催されました。そこでは、国際的な取り組みに関する行動計画「アジェンダ21」が採択されたのでした。その10年後の2002年には、この行動計画の見直しと新たな課題を話し合う「国連持続可能な開発に関する世界首脳会議」がヨハネスブルグで開催され、持続可能な開発が人類にとって重要課題であることが改めて確認されました。

　さらに、地球サミットから20年を経た2012年、それまでの環境に関する活動進捗を見直す「国連持続可能な開発会議」、通称「Rio+20」が開かれ、貧困撲滅と環境に関して議論がなされました。その準備会合で、グアテマラ政府とコロンビア政府から、次期の開発目標は持続可能性を主要なコンセプトにしたらどうかとの提案があり、Rio+20会合の最終的な成果文書に、持続可能性がポストMDGsに替わるテーマの候補となることが記載されました。それ以降、持続可能な開発がMDGsの後継目標として認識されるよ

うになってきたのです。

SDGsの全169の目標のうち、ヘルス関連は13目標

　ここまでの経緯を見てわかるように、持続可能な開発という概念は、一朝一夕にでき上がったものではなく、人類共通の目標として理解を得るまでに、40年以上もの歳月が必要でした。しかも、MDGsが少数者だけで決定されたことへの反省から、次期の世界目標では、多様な利害関係者の参加のもとに意見を集約することになりました。多くの意見を広範囲に取り寄せてコンセンサスを得ることは、民主的で世界目標に相応しいものでしたが、後述するように、それが逆に問題をはらむ要因となったのでした。

　一方、MDGsからSDGsへ移行する中、ヘルス領域の優先性がどのように変わったのかについても、眺めておきましょう。MDGsでは、全21目標のうち、ヘルス関連は6つの目標を占めており、最重要課題に格付けされていました。ところがSDGsになると、全169の目標のうち、ヘルス関連はわずか13目標にとどまり、一見すると、全体におけるヘルスの優先性は後退したかに見えます。WHOは、ヘルスをSDGsでも最重要課題にさせようと積極的なロビー活動を展開しましたが、最終的にSDGsの中では、ヘルスが主要課題になることはありませんでした。こうした結果に対し、保健関係者の中からは「落胆した」という声も多く聞かれたそうです。

　とはいえ、持続可能な社会の構築において、ヘルスは必須の課題であることは誰しも認めるところであり、SDGsには水や地球温暖化への対応、暴力削減など、ヘルス以外の目標にもヘルス関連の課題が23項目も含まれていることから、ヘルスが今後も重要な課題であることに違いはないのです。

2. SDGsの課題；ユニバーサリティとコンバージェンス

総花的にあらゆる課題が詰め込まれることになったSDGs

　持続可能な開発がRio+20会合でMDGsの後継に取り上げられた時点で、

SDGsはユニバーサリティ（広範性）を抱え込むことになりました。この点は、SDGsを理解する上で大切な視点です。地球と人類の持続可能性という壮大な夢を実現するには、多分野にわたる多彩な課題を取り込まざるを得ないからです。

　そこでSDGsは、多様な領域からなる17のゴールと169の目標を包含したユニバーサリティを有することになりました。しかし、それがゆえに意思決定者の目には焦点が散漫に映り、理解しづらいとの懸念が指摘されてしまいました。しかも、17のゴールは相互に関係しているので、より複雑にならざるを得ませんでした。

　もちろん、建設的にこのユニバーサリティを歓迎する意見もあります。ヘルス領域でいえば、SDGsでは健康の社会的、環境的、経済的決定要因への広範な介入が行われることになるとして、前述した健康への多元的アプローチを説く「ヘルス・イン・オールポリシーズ（HiAP）」（あらゆる領域の政策に健康の視点を導入しようとするアプローチ）にとって追い風になる、ととらえる意見です。ただし、ユニバーサリティのメリットを活かすには、さまざまな利害を調整する手法の開発と実践が何よりも重要となってきます。

　MDGsが広く各国政府や国連機関に受け入れられた最大の理由は、単純明快な目標と測定可能な指標があったからだといわれています。その点、SDGsは目標数が多過ぎて、政策決定者に理解され難いとか、ヘルスに関係する23の目標のうち、わずか13しか量的に測定できないのではないか、という批判があります。

　こうしたユニバーサリティに対する懸念は度々、指摘されてきました。SDGs立案の過程でしばしばいわれたことなのですが、「私の病気はあなたの病気よりも重要である（私が専門とする病気はあなたが専門とする病気よりも重要だ）」などと主張する専門家が少なくなく、自分たちの専門領域の重要性を指摘する各方面からの要望に対して、優先順位をつけることがむずかしかったのでした。

　その結果、SDGsは、総花的にあらゆる課題を詰め込むことになってしまいました。

実現可能な目標へコンバージェンスしていけるか⁉

　こうした問題に対する懸念を感じていた人々は、多彩な課題をより包摂的な概念や指標にコンバージェンス（収束）できないかと考え、束ねる試みがいくつか提案されました。

　ヘルスの領域では、オーレ・ノルハイム（O. Norheim）らが提案する早死40％削減という統合的指標や、カルロス・ドーラ（C. Dora）らのヘルス以外も取り込んだ保健関連指標の試作も、コンバージェンスのための努力の表れといえます。

　その中でも、多様な目的を収束させる政策として提案された「ユニバーサルヘルスカバレッジ（Universal Health Coverage〈UHC〉）」と、感染症・母子保健を統括した「グランドコンバージェンス（Grand Convergence〈GC〉）」は、その代表的事例として注目されています。持続可能な世界を構築するには、SDGsはどうしてもユニバーサリティの野心を確保せざるを得ず、その一方で、実現可能な目標へコンバージェンスしていけるか、という挑戦に直面することになるのです。

　そこで次節で、SDGsのユニバーサリティの弱点を補強するために、コンバージェンスの視点から提案されたUHCとGCについて、少し詳しく見ておきましょう。

3. ユニバーサルヘルスカバレッジ（UHC）とは⁉

「金銭的リスクから守られた必要なサービスへのアクセス」

　世界には、難民であるとか、国籍を持たないといった理由のほかに、人種、性別、宗教、政治的思想などの理由で、医療サービスへのアクセスを拒否される人が少なくありません。また、医療費の自己負担が原因で経済的に破綻してしまう人々が年間1億5,000万人近くおり、そのうち1億人が医療費の支払いによって日収1.90米ドルという国際貧困ライン以下の悲惨な状況に陥っている、とも報告されています。

質の良い医療サービスを受けられることは、万人に保障された基本的人権です。そのため、すべての人が経済破綻に陥ることなく、いつでもどこでも安心して、医療サービスを利用できるシステムが担保されなければなりません。

　この目的を達する方策として今、ユニバーサルヘルスカバレッジ（UHC）が注目を浴びています。UHCの整備は、多様な価値やニーズをコンバージェンスさせる包摂的な枠組みといえるでしょう。

　2005年のWHOの世界保健総会で、UHCとは、「金銭的リスクから守られた必要なサービスへのアクセス」と正式な定義づけがなされました。つまり、すべての人が健康を促進し、疾病を予防し、治療し、リハビリするまでの基本的な医療サービスを、負担可能な費用でアクセスできるよう保証しよう、ということです。

SDGsの169の目標の一つとして採択されたUHC

　2006年にWHO事務局長に選出されたマーガレット・チャン（M. Chan）は、以前からUHCに高い関心を持っていました。

　彼女は、1970年代にカナダのウエスタン・オンタリオ大学に留学していた際、国民皆保険が疲弊しつつあったカナダの保健システムを学んだときにUHCの重要性に気づいたそうです。そうした彼女が事務局長になったときに、UHCをWHOの優先課題として位置づけ、そして2010年の『世界保健報告』のメインテーマとして、UHCを選んだのでした。世界保健報告の主筆は、WHOのエコノミストであったデビッド・エバンス（D. Evans）が担いました。彼らの分析と提言に関心が集まり、各国政府の政策決定者の目にとまったのでした。

　以後、UHCに対する注目の度合いは加速し、2012年にSDGsの採用を検討していた国連総会は、ポストMDGsの最有力後継候補としてUHCがSDGsに必須な戦術であるとの決議を採択したほどです。WHOをはじめ保健関係者は、UHCがSDGsの中心的目標になることを望んだのですが、最終的には、2015年の国連総会でUHCはSDGsの169の目標の一つとして採択

されることとなりました。

適切に財源を確保しようという政府のコミットメントが何よりも重要

　財政的側面からUHCを見てみると、1948年に国民保健サービス（NHS）をはじめたイギリスや1961年に皆保険を達成した日本など、現在までに世界50カ国でUHCはほぼ確立しています。

　他方、アフリカ、南アジアや中東では、未整備の国が多いのですが、ラテンアメリカでは、積極的にUHCへの取り組みが行われています。例えばブラジルでは、1988年の憲法改正に伴い、「統一保健システム（Sistema Único de Saúde〈SUS〉）」が整備されて、全人口の8割がSUSによってカバーされるに至っています。また、メキシコにおいても、憲法に保障された「統一保険（Seguro Popular）」が整備されており、6,000万人近くがカバーされています。

　WHOは、UHCを実現するには、3つの次元、すなわち対象人口、サービス、コストを考慮すべきであるとしていますが、実際にボトルネックとなる次元は、医療費をどのように負担し合うのか、というコストに関しての問題です。UHCを実施するには、財源が必要となることはいうまでもありません。全国民へサービスを提供できたとしても、財政運用が上手くいかなければ、患者負担の割合が高くなり、医療サービスへのアクセスが遠のいてしまいます。

　ところが、UHCの達成と国別GDPは、必ずしも相関しているとは限りません。コスタリカ、キューバ、ガンビア、ガボンは、中国、インド、アメリカと比べて、UHCの達成率は高くなっています。国の大小が達成率に影響を及ぼすことが十分考えられるにせよ、いずれの国でも、どのようなシステムがデザインされ運営されるのかが、財源問題を克服する上で重要な課題になるのです。

　加えて、前述のブラジルやメキシコでは、UHCが基本的人権の基本になることを憲法に定め、適切に財源を確保しようとされており、そのような政府のコミットメントが何よりも必要とも指摘されています。

4. グランドコンバージェンス（GC）とは!?

MDGsから移行し、母子保健や感染症対策の取り残された課題へ対応

　2000年から2015年に至る国連の開発目標であったMDGsは、8つの目標からなりました。最終年に当たる2015年のMDGs達成状況については、目標が達成された、または達成が見込まれる、と判断された地域は、残念ながら一つもありませんでした。

　ヘルス領域で見ると、妊産婦の健康改善を目指した目標5については、東アジア・中央アジアを除いたほかの地域では期限までの達成が不可能であり、乳幼児死亡率の削減を目指した目標4とHIV/AIDS・マラリアその他の疾病の蔓延防止を求めた目標6は、ともにMDGsの期限にとらわれず、今後も継続して行動を起こしていく必要があるという状況でした。

　しかし、MDGsの達成が中途のまま、時代はより多彩な健康目標からなるSDGsへ移行してしまったのです。前の目標が達成されていないのに、次の目標に世界の人々の関心が移ってしまっては、母子保健と感染症にいまだ苦しめられている国や地域に暮らす人たちが取り残されてしまいます。

　これは、何としても食い止めなければならない問題でした。

経済学者らによるLancetチームがやり残した健康問題を「束」にして介入

　そこで、母子保健や感染症対策のやり残した課題に対する人々の関心をつなぎ止めることを狙い、何かしらの政策を提言しなければならない、と考えた医学系国際誌『Lancet』は、世界から一流の人たちを招いて特別チームを結成しました。このチームは、世界中から集めた豊富なデータを分析して、その結果をもとに『Global Health 2035』を公表しました。それをもとに、母子保健と感染症を一つにコンバージェンスさせる野心的で実現可能なアプローチを提案しました。

　あらゆる健康問題を束として結びつけるという意味を強調し、このアプローチを「グランドコンバージェンス（GC）」と命名しました。

提唱したLancetチームによれば、GCとは、医薬品や診断法における技術革新と保健システムの強化により、「感染症による死亡」や「妊産婦と小児の死亡」を現実的に低減できる方策だといいます。

　このLancetチームは、世界銀行が1993年に公表した『世界開発報告1993-Investing in Health』を執筆した経済学者とグローバルヘルスの専門家から構成され、アメリカのクリントン政権時代の財務長官やハーバート大学総長をも務めたローレンス・サマーズ（L. Summars）がその代表を務めました。

　つまり、GCとは、保健医療現場の経験から考案されただけでなく、経済学者らの計算によって提案された理論モデルだったのです。サマーズといえば、16歳でマサチューセッツ工科大学に入学し、ハーバード大学の大学院を卒業し、28歳という若さでハーバード大学史上、最年少で同大学の教授に就任したという驚くべき秀才で名をはせた人物です。ただ、女性蔑視の批判を浴び、ハーバード大学総長職を辞任しています。

　MDGsの時代には、母子保健や感染症の分野は最重要課題とされていましたから、実に多くの資金が投入されました。おかげで、妊娠分娩や感染症を原因とした死亡数が大きく減少しました。とはいえ、依然として、高所得国と低所得国の格差は、大きいままです。例えば、世界銀行によれば、高所得国の平均寿命が80歳であり、5歳未満児死亡率が出生1,000あたり5程度であることと比べると、サハラ砂漠以南のアフリカ諸国の平均寿命はいまだ60歳にも満たず、5歳未満児死亡率は100程度と高いままです。

　そうした現状の中、GCは、避けることのできる妊産婦死亡と乳幼児死亡、それに感染症による死亡を世界規模で削減し、地域や国別の平均寿命と死亡率の格差を低減させることを意図して取り組まれました。GCは、経済学者らが高等数学を駆使し、理論的に計算されて提唱された方策ではありますが、実は、その手本とすべき国が実際に存在していました。その模範国とはチリ、中国、コスタリカ、そしてキューバの4か国で、これらの国名の頭文字を取って"4C"と呼ばれています。

　4Cは、低中所得国と同じ程度の経済レベルや死亡率であるにもかかわらず、政治的な栄枯盛衰、厳しい経済危機や国内情勢、伝染病の流行に打ち

勝ち、自国の保健開発を進めることに成功した国々でもあります。Lancet
チームは、この４か国を十分に分析したうえで、GCは4Cを手本とするこ
とにより、５歳未満児死亡数を出生1,000対で16に、AIDSによる死亡を人
口10万対で８に、結核による死亡を人口10万対で４にすることが可能であ
る、と試算しました。したがって、この目標を「16−８−４」と呼んでい
ます。

　さらにLancetチームは、GCによって2035年には低所得国における感染
症、周産期の疾病に関連した450万人の死亡を回避できると予測しました。

低所得国でGCを実現するには10年間で年間270億ドルのコストが必要

　しかし、GCを実行するためには、外部支援に頼るばかりでなく、自国で
も医療従事者を養成するなど保健システムを強化させ、必要な財源を確保
することが不可欠です。

　低中所得国のGDPは毎年、増加傾向にあるとはいえ、高所得国には到底
及びません。もし、低所得国でGCを実現するとなると、2016年から2025年
の10年間で年間230億ドル、2026年から2035年までの10年間で年間270億ド
ルのコストが発生する、といわれています。仮に低所得国が、現在GDPの
２％を当てている国家保健予算を１％増やして３％とし、そのうちの３分
の２を母子保健と感染症対策に割り当てることができれば、GCに必要なコ
ストの７割を国内予算で賄える、とLancetチームは試算しています。

Lancetチームは「地球公共財（GPGs）」の供給も提案

　Lancetチームはまた、国外からGCに向けて支援できるとすれば、「地球
公共財（Global Public Goods〈GPGs〉）」を供給することも一案である、と
提案しています。近年、国際的に注目されつつあるGPGsは、1999年に国連
開発計画が提唱した概念で、「世界レベルで利益をもたらす公共性と普遍
性の高い財」であると定義されます。利益をもたらしてくれる強いオゾン
層や大気などの「自然共有財」、人権などの世界共通の規範原則や科学知

識、インターネットなどの「人為的共有財」、平和や健康、金融安定策などの「政策的共有財」などがあります。

　母子保健や感染症の分野での地球公共財としては、薬剤や診断技術、ワクチンなどを挙げることができます。とくに、薬剤耐性菌に対抗した薬剤やワクチンの開発は、GCの達成に大きな意味を持ちます。

　しかしながら、GPGsの供給とはいっても、母子保健や感染症分野ですでに大きな重荷を背負っている最貧国にとって、GCを達成させるためには、直接的な金銭的援助が依然として非常に重要な意味を持っているという状況には、変わりはありません。

5. ユニバーサリティとコンバージェンスの両立

SDGsの閉塞を打開する切り札として登場したUHCとGC

　MDGsが閉鎖的に立案されたのに対し、SDGsは成立までのプロセスに実に多くの利害関係者が参加し、産官学等の各方面から多様な意見が出されたことは、すべに述べた通りです。その結果、繰り返しになりますが、ユニバーサリティのある網羅的な開発目標ができた一方、盛り沢山な課題が詰め込まれ過ぎて焦点が不明瞭となり、容易に全容を理解することがむずかしいほど複雑な構成になってしまいました。

　ヘルス領域は、目標３にまとめられましたが、その中に小項目がいくつもあって、非感染性疾患や精神保健、薬物乱用や交通事故の対策など、近年注視されている多様な問題が数多く盛り込まれ過ぎてしまいました。SDGsの限られたヘルス分野の枠を巡り、ヘルス領域におけるそれぞれの分野の専門家同士が百家争鳴状態に陥ってしまった感が否めません。

　UHCとGCは、そうした閉塞を打開する切り札として登場したと思います。UHCは、1977年にWHOが提唱した「すべての人々へ健康を（Health For All）」と、その翌年に採択されたプライマリヘルスケアの再臨であると考えられます。その意味で、UHCは新しい戦略ではありません。そのため、もはやUHCの意義（what, why）を論議するような段階ではなく、UHC

をどう実践するか（how）を早急に具体化する時期にあるといえます。

　すべての国を対象としているSDGs採択を契機に、低中所得国ばかりではなく、財政難からその存続が危惧されている高所得国の国民医療保険や年金を念頭に、政府だけではなく、市民社会や民間セクターも参加して、UHCの達成および維持に向けて努力することが重要となっています。

成果が具体的な形で表れやすく、グローバルヘルス業界の資金確保に有利

　一方のGCですが、これを推進することで得られる最大の利点は、母子保健や感染症対策において目標達成の成果が誰の目にも明らかな形で表われやすいところにあります。

　具体的には、この分野の改善に取り組めば、妊産婦死亡率や5歳未満児死亡率、HIV感染者数などの減少が目に見えて、改善具合がよりわかりやすくなるのです。これは、ビジネスとしてのグローバルヘルス業界において、各国政府や企業の意思決定者を説得し、資金源を確保するのに、非常に大きなアドバンテージとなります。

　と同時に、GCには課題も残されています。GCはそもそも、経済学者らが数理モデルを使ったシミュレーションによって描き出した理論に過ぎません。したがって、GCにもとづく具体的な保健医療サービスの姿は、前述の4つの模範国（4C）を手本に今後、現場での試行で描くことになります。マリー・モーラン（M. Moran）は、その実現には一層の技術革新が必要である、とも主張しています。たとえ財源があったとしても、すべての国にその予算を効果的に使用できるキャパシティがあるとは限りません。MDGsの達成でも障害となったように、GCでも国によって違うキャパシティレベルが成果に影響を与える状況が続く場合には、試算通りに成果を上げられない国もあり得るからです。

　こうした課題はあるものの、従来から縦割りで実施されてきた複数の事業を一つにまとめたGCは、SDGsの持つユニバーサリティの特性ゆえに目標や成果が複雑で理解しがたい、という弱点を補うに値する有力なコンバージェンス手段であると考えられます。

6. SDGsのもう一つの課題；トリレンマの問題

3者の間で選択の板挟みに合い、実現が困難となる問題への挑戦

　SDGsにはもう一つ、論理上の問題があるといわれています。

　それは、セルジオ・バアルキ（S. Buarque）らが主張している問題で、持続可能な開発には環境保全、経済成長、社会的公正の3者を同時に成立させることが必要なのに、その実現がむずかしい、という問題です。

　世界は今、人類の地球規模の経済活動とそれに伴うエネルギー需要の増加による地球温暖化の問題に直面しています。一方、人権と社会的公正を求める世界中の認識も、高まってきました。ここでいう社会的公正とは、すべての人が公平に開発の恩恵を受けられることを意味します。

　そこで、この3者を同時に成立させようとすると、「トリレンマ（trilemma）」にぶつかってしまうのです。ジレンマが2者のどちらか一方を選ぶと他方が不利益を得てしまい板挟みになることであるのに対して、トリレンマとは、3者の間で選択の板挟みに合うことを意味します。つまり、持続可能であるためには、環境保全、経済成長、社会的公正の3者の成立が不可欠であるにもかかわらず、どれか2者の成立を選択すると、ほかの1者が成立しづらい、という問題に直面してしまうのです。それゆえ、持続可能性の実現はむずかしいとされるのです。

　わかりやすい例として、次の事例を考えてみましょう。世界中のすべての人が高所得国並みの消費生活を享受できたとすると、膨大な消費を支える経済活動が環境への負担を大きくします。仮に、インドの10億人以上の国民がアメリカ並みに家族で数台の自家用車を保有したとすると、アメリカとインドの人々が平等に車の利便性を得ることができ、社会的公正さが保証されるでしょうが、同時に、自動車産業が潤う一方で、ガソリン車から大量の炭酸ガスが発生し、地球温暖化をさらに助長させてしまいます。こうなれば、経済成長と社会的公正は成立しても、環境保全が成り立たない、という問題が生じるわけです。

　持続可能であるためのトリレンマの問題は、ここに取り上げた3者だけ

ではなく、政治学や社会学、エネルギーなど、ほかの分野にも存在します。どのトリレンマでも必要なことは、叡智を結集して、技術革新しながら、持続可能な社会を創造してゆくということです。近年、世界的に、グリーン成長、グリーン経済、グリーンリカバリー、カーボンプライシングなどの言葉が叫ばれはじめていますが、どれもこのトリレンマを克服しようとする試みです。

健康を中心に据えるとマクロ的取り組みを生活というミクロレベルで実現できる

　持続可能であるために社会の公正性、環境保全、経済成長のトリレンマのバランスをとるという問題は、地球や国家規模のマクロレベルの解決案を考えるだけではなく、人々の身近な生活次元というミクロレベルにおける解決策もないと、具体的な取り組みを考えることはできません。

　それでは地域社会の規模では、どのようにすれば、トリレンマのバランスをとる解決策が見つかるのだろうかと、ヘルスプロモーションの視点から考察してみました。そんな中、トレヴァー・ハンコック（T. Hancock）らが計測のための指標のフレームワークとして、この3者を取り上げた論文を発表しました。彼らは、3者の重なり合うトリレンマの中心に健康をおいて、3つの指標を統合して把握する図を提示しました。

　それを見て私は、3者の輪が重なり合う中心項に超越的価値としての健康を置くことで3者のバランスを取ることができるのではないか、と考えました。なぜならまず第1に、健康は人種や性別、障害や貧富の違いを超えて、すべての社会階層、年齢層に共通した関心事であるからです。それゆえに健康の追求は、すべての人々に福利をもたらし、社会の公正性を実現できます。次に、健康の維持増進には、住み心地の良いアメニティと自然環境の保全を含めた良質な生態系を確保することが必要であるからです。さらに、世界銀行が提唱しているように、「健康への投資（Investment in Health）」は、そのまま経済を成長させる起爆剤になるからです。

　こう考えると、持続可能な社会構築の中心に健康を位置づけるモデルは、健康が生活次元にあることから、社会的公正、環境保全、経済成長のバラ

ンスある開発というマクロ的取り組みをミクロレベルの生活次元で実現させるアプローチに転換させることができるのではないでしょうか。

7. ヘルスプロモーションの
持続可能な健康指向型社会モデル

問題点をパラダイムシフトさせ、上層の理想的な状態に変化させる社会モデル

ハンコックらの論文からヒントを得て、持続可能性のために三つ巴のバランスを図示したものが、**図8**「ヘルスプロモーションの持続可能な健康指向型社会モデル」です。

このモデルは、下層にある3つの問題点をパラダイムシフトさせ、上層の理想的な状態に変化させることを意味しています。

社会的課題としては、社会格差、保健医療をはじめとするさまざまなサービスの偏在、不公平・不平等が挙げられますが、ここでは、健康格差の是正や、「すべての人々を孤独や孤立、排除や摩擦から援護し、健康で文化的な生活の実現につなげるよう、社会の構成員として包み支え合う」こ

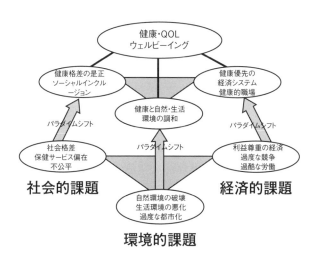

図8　ヘルスプロモーションの持続可能な健康指向型社会モデル

とを意味するソーシャルインクルージョン（社会的包摂）を促進します。環境的課題としては、自然環境の破壊や生活環境の悪化、都市化の進行などの問題が山積しているので、これを健康と自然や生活環境の調和へと進めます。経済的課題としては、利益追求・消費拡大の経済システムや過度な競争・過酷な労働などの問題があり、これを健康優先の経済システムへの転換、健康的職場づくり、働き方改革を積極的に推進するようにパラダイム変換を進めます。

この社会モデルでは、地域レベルを想定し、生活次元で集約化することが不可欠

このモデルの特徴は、3点あります。

第1点目は、その単位が地域レベルを想定している点です。私は、地域にこのような共生社会を創造していくことが、持続可能な社会の実現化に向けて必要なことであろうと思っています。超高齢社会に突入したわが国では現在、高齢者が安心安全に暮らせるまちづくりとして、「地域包括ケアシステム」の設置が全国で進められています。このシステムは、概ね日常生活圏（中学校区相当）ごとに設置されることが目指されていますが、持続可能な健康指向型社会モデルも、同じようなレベルで構築すべきであると考えます。

第2点目の特徴は、生活次元での集約化です。生活次元には、さまざまな課題とそれに対する多元的な取り組みが存在していますが、これらをどのように収束させ、構造化するかという問題があります。UHCやGCのように、政策そのものを収束させることも考えられますが、生活次元の課題には、コミュニティという場に個別の活動や目的を相互に連動、収束させる方法が適当であると考えます。

そのためには、効率的成果を生み出すことがすでに検証されている「セッティングズ・アプローチ」が有効でしょう。とくに、市町村／コミュニティというセッティングレベルにおいて、社会的公正、環境保全、経済成長の次元で健康を指向する生活空間を創出するプログラムを開発することが、持続可能な社会の実現そのものになると考えられます。例えば、社

会的公正として、相互扶助のあるコミュニティの育成、ソーシャル・ネットワークの強化など、環境保全として、環境に配慮し、健康的なライフスタイルを追求するロハス（LOHAS）的生活様式への変容、自然環境の保護など、さらに経済成長として、地場産業活性化、高齢者・障がい者向け雇用・ボランティア制度の推進、リサイクル・エコ経済・グリーン経済の進展、健康的食品や健康産業の育成等をそれぞれ展開することが、具体的には考えられます。

　「社会の保健化」を目指すヘルスプロモーションは、社会のあらゆる構成員が対等な立場で協働関係を形成して健康を指向する活動であることから、専門家と当事者間の協調が求められます。この協働関係の形成を促す手法としては、当事者のアクチュアリティを専門家によるリアリティよりも優先させるアプローチが有効である、と思います。

経済成長は生命尊重と健康やウェルビーイングのためにあるという社会モデル

　第3点目の特徴は、このモデルが、最上位目標に健康、QOLやウェルビーイングを置き、その他のすべての事業（雇用、教育、環境、栄養、治安など）をこれら上位目標達成のための下位手段と位置づけている点です。
　ここで思い出されるのは、前章で触れた旧沢内村の深澤晟雄村長の「生命行政」という言葉です。「生命尊重のためにこそ、経済開発も社会開発も必要である」と述べたあの言葉です。すべての社会や政治の営みは、経済成長のためにあると考えるのが社会の通説ですが、それとは逆に、経済成長は生命尊重と健康やウェルビーイングのためにある、という意識転換が必要ではないかと考えます。
　こうした見方は、少数意見であると認識していますが、経済活性に人々の健康や生活が侵害されることの多い昨今の風潮へのアンチテーゼとしても重要です。経済とは本来、古代中国の「経国済民」または「経世済民」に由来する言葉であるといわれています。すなわち、国（世）を治め、民を救済することを意味していました。したがって、地域経済の成長も、経済のグローバル化も、人々の健康と生活向上のために貢献する、という本

来の民を救済する経済の営みを取り戻すべきであると思います。この視座は、「人間復興の経済」を長年にわたって主張してこられた経済評論家の内橋克人の考え方と同じところにある、と私は考えています。

これまで多くの経営者は、従業員の健康を考えようとしても、人事労務ばかりが忙しくなり、必要な予算を確保できないからといった理由で、健康問題への取り組みを敬遠しがちであったと思います。しかし最近、わが国の政府は、働き方改革と合わせて、「健康経営銘柄」を推し進めています。つまり、従業員の健康への配慮を単なる人事や労務管理の問題と捉えるのではなく、利益をもたらす経営戦略として考え、実践する「健康経営」を普及させようというわけです。そして、この考え方により、生産性を向上させ、離職率を低下させ、企業のイメージアップにつなげようとしています。実際、健康経営銘柄の取り組みによって、従業員の健康が改善し、生産性がアップしたという事例がいくつも報告されるようになってきました。

「使命を果たす会社」の設立を促すフランスの新たな資本主義

経済は人々の健康と生活向上のためにある、という社会モデルでは、企業のイメージアップにおいても考え方の転換が迫られます。社会は従来、企業に「社会的責任（CSR）」を負うことを求めてきました。そのため、CSRを積極的に果たしていると世間へ伝えることにより、企業イメージを戦略的にアップさせようとしてきました。ところが実際は、あくまでも利益を創出する本業が主であり、CSRは副次的、消極的なものでした。

そうした中、米国のハーバード大学のマイケル・ポーター（M. Porter）教授は、企業イメージの向上を経営戦略にするために「共有価値の創造（CSV）」という概念への転換を提唱しています。このCSVは、企業の成長につながり、同時に、社会的課題の解決に結びつくような事業を積極的に取り入れ、新たな価値を創造していく、というものです。

その一つの良い事例として、ヨーグルトの「ビオ」や天然水「エビアン」などで知られるフランスの食品大手のダノン社を紹介しましょう。フランスは2019年、新法を制定し、利益以外の目標を達成する責任を負う「使命

を果たす会社（Entreprise à Mission）」の設立を促しました。利益追求一辺倒の従来型資本主義から、人や自然を重視した新たな資本主義への移行を目指しているのです。これを受け、ダノン社は、会社の定款に環境・社会・企業統治（ESG）の規定を掲げ、CSVとして、製品を介した健康の改善を会社の目標にしました。製造過程で生じる二酸化炭素の排出量さえも、コストとみなし、利益から差し引くことまで、自社に環境保全の責任として負わせているのです。

　エマニュアル・ファベール（E. Faber）会長兼最高経営責任者は、「（こうした考えは）すべての株主に受け入れられるものではないが、会社の使命は生命を尊重することに捧げたい」といい切っています。ポスト・コロナの時代には、新たな世界基準の構築が少しずつはじまっているようにも思われましたが、残念ながら、ファベールは2021年、春に突然解雇されてしまいました。理由は公表されていませんが、株主の中には、環境重視を大義とするファベールの行き過ぎた思想について来られなかった人も少なくなかったのではないか、というのが社会の専らの憶測です。

　公共政策学者の広井良典は、大きな時間軸を視野に、これまでの経済理論を批判的に総括した結果、現在の資本主義の行く末に持続可能な社会をつくるには、「定常型社会」への移行が不可欠と提案しています。定常型社会とは、消費が一定となる社会、経済の量的拡大を基本的な価値もしくは目標としない社会、変化しないものにも価値を置くことができる社会である、とされます。要は、豊かさの価値を見直した先にある持続可能な社会ということでしょう。グローバルな定常型社会も、本モデルと同じ志向性を有している、と思われます。

8. 持続可能な健康指向型社会モデルを前進させるために残された諸課題

「ヘルス・イン・オールポリシーズ」実践のむずかしさ

　SDGs時代に、生活次元で健康やQOL、ウェルビーイングを尊重し、社

会的公正と経済成長、環境保全のバランスをとる持続可能な健康指向型社会モデルを実現するためには、ヘルスプロモーションの多元的アプローチを採用する必要があります。

　そのためには、生活に関連するすべての公共政策を健康的なものにしていくこと（ヘルス・イン・オールポリシーズ）、主体的活動を通じて当事者が直接決定要因に働きかけること、またヘルスプロモーションの理念を広く普及、提唱していくことなどが重要です。

　オタワ憲章は、「すべての部門、すべてのレベルの政策決定者の議題の中に健康という視点を追加」すべきことを奨励しています。それには、次の３つの方法が考えられます。すなわち、既存の公共政策に健康を向上させる施策を組み入れるか、健康向上を目指す新規の公共政策を立案するか、もしくは全体の政策の中で健康な公共政策の優先順位を上げるか、です。このような政策操作を介し、広範囲にわたる健康の決定要因をコントロールするわけです。

　しかし、健康とその決定要因、とりわけ社会的決定要因との相互関係を示すエビデンスがまだ多いとはいえない状況下では、適切な政策提言を行うことが必ずしも容易ではありません。また、セクター別に立案されている現下の公共政策に、健康の視点からの政策提言がしづらい、という縦割りによる政策決定の問題もあります。

ヘルス部門の管轄を超えて他部門に口を出すことのむずかしさ

　これらの課題を克服するには、まず公共政策の立案に関わる人々がヘルスプロモーションの概念を良く理解することが重要です。また、公共政策立案のプロセスに全人的、包括的な意見を提言できる住民を参画させ、健康な公共政策への提言の経験が交換される全国的、あるいは国際的なネットワークの取り組みを強化することも有益です。

　加えて、政策提言のパフォーマンスを評価する方法を早急に開発し、政策提言の質的向上を図ることも必要となります。

　幸い、わが国にはすでに、日本健康教育学会や日本ヘルスプロモーショ

ン学会などの学会が立ち上がっており、国際的にも、アジア太平洋ヘルス
プロモーション・健康教育学会やヘルスプロモーション・健康教育国際連
合（IUHPE）などがありますので、こうした学会に国内外の政策立案者が
積極的に参加できる環境づくりを促進する役割が求められるでしょう。

　改めていうまでもありませんが、保健従事者の役割も、とても重要です。
バンコク憲章では、「ヘルス部門はヘルスプロモーションのための政策立
案とパートナーシップをつくるリーダーシップを演じる重要な役割を持っ
ている」と述べられています。保健従事者は、生活に直結するあらゆる部
門の公共政策の中で、健康の重要性をもっと主張していくべきです。それ
は、保健従事者が健康に関する知識と技術をほかの部局の誰よりも持って
おり、健康に関する基本的人権を社会的に庇護すべき責任を託されている
からです。

　とはいえ、ヘルスプロモーションの重要性を主張する上で実際に直面す
る厄介な問題は、ヘルスプロモーションがヘルス部門の管轄領域を超える
テーマを扱っているという点です。すなわち、前述したように、Health
beyond Healthの問題が存在しているのです。したがって、保健従事者は、
ヘルスプロモーションの重要性を強調しながら、自分の業務範囲を超える
課題などにも口を出さなければならないという一見、自己矛盾した状況に
身を置くことになります。とくに行政においては、他部門の公共政策へ保
健従事者が口出しすることは越権行為と見なされ、毛嫌いされる事態がし
ばしば生じます。

　しかしながら、こうした状況があったとしても保健従事者は、根気強く
ヘルスプロモーションの概念とともに、健康な公共政策の重要性を他部門
へ唱道（アドボケイト）していくべきです。

　そのためにも、ヘルスプロモーションを唱道する人材の養成が欠かせま
せん。大学あるいは公的機関、民間組織に唱道できる人材養成コースを開
設することも一案です。さらに、唱道者を中心に学際的で多様な分野の研
究者や実践家および行政関係者のための全国的なつながりをつくる取り組
みも、強化すべきでしょう。

人的資本の強化と社会関係資本の強化の重要性

　自律的制御モデルの章で度々述べてきたように、ヘルスプロモーション活動の主人公は、いうまでもなく健康の当事者です。地域であれば住民であり、学校であれば生徒と教師であり、職場であれば雇用主と被雇用者であり、病院であれば患者と医療スタッフです。

　この当事者集団の中で、ヘルスプロモーション活動を展開するには、リーダーの存在が欠かせません。リーダーは、活動を牽引するだけでなく、集団外との渉外を請け負い、さまざまな専門家との窓口になります。活動開始に当たっては、まずリーダーを見出し、養成していくプロセスを組み込むことが必要です。そして、これらのリーダーを中核に、当事者と専門家からなるネットワークを構築することが、活動を発展させ、継続させ、普及させるためには、重要です。

　まちづくり、地域づくりの成功事例に共通していることは、活動的なリーダーの存在とネットワークの形成があることといって良いと思います。経験や意見の交換を可能とするネットワークこそ、当事者の主体的行動を養う新陳代謝が行われる「動脈」であり、ヘルスプロモーション活動がほかへ普及していく道といえます。

　したがって、主体的活動の推進には、リーダーの養成（人的資本の強化）とネットワークの構築（社会関係資本の強化）を中心に支援していくことが重要となります。

新しい時代の公衆衛生では協調行動と社会関係資本こそが不可欠な原理

　ロバート・ビーグルホール（R. Beaglehole）は、世界の健康をめぐる状況の急激な変化に今日の公衆衛生は対応できていないと指摘した上で、新しい時代の公衆衛生には、人々の協調行動こそが不可欠な原理であると述べています。

　しかし昨今は、都市化や少子化によって地縁血縁のつながりが希薄となり、利害や関心、価値観の多様化に伴って、人々が協調行動を発現するこ

とがむずかしい社会環境となってきています。経済学者の佐伯啓思が述べるように、地縁血縁が嫌で、そこからの脱出を求めてきた人類がたどり着いた果ては、周りには誰もいない孤独な社会になっていた、それが現実の姿なのだと思います。

　そうだとすると、ヘルスプロモーションを実践するには、それに不可欠な協調行動が生じやすい環境を意図的につくり出していくことが不可欠です。また、協調行動を外部者が画策して誘発するだけではなく、同時に、自発的に生起することを支援できる社会的環境を整えることも大切です。

　この作業を計画するには、先に述べた社会関係資本を強化することが有益でしょう。それは、ネットワーク、規則、手続きなどの制度的な要素や、一般的信頼、社会規範などの認知的要素も含んだ社会関係資本が多く蓄積している集団あるいは空間では、人々が結束し合って協調行動が生じやすいことがわかってきているからです。逆に、社会関係資本が少ないところでは、協調行動は生じ難いと考えられています。埋立て跡地に建設された集合団地の人々に協調行動が生じることがむずかしいのは、そこに現在、人が住んでいたとしても、時間をかけて醸成された社会関係資本が希薄だからだと思われます。

　社会関係資本の概念の導入は、人々を束ねる社会的環境を可視化させ、衆目を集めることに役立ちます。今後のヘルスプロモーションにもとづく持続可能な健康指向型社会モデルを計画する際には、社会関係資本を意識的に高める活動を積極的に組み入れ、協調行動やネットワークが生じやすい条件を整備することが、何よりも重要だといえます。

9. 人類の存在そのものが地球の脅威に !?

世界人口200%増加、化石燃料消費550%増、気候変動の確実な進行…

　半世紀前と現在を比較してみましょう。

　1950年に比べ、世界人口は、200％増加しました。化石燃料の消費は、550％増えました。海洋漁獲高は、350％増えました。世界にある河川の60％

にダムを建設しました。温熱帯の森林の半分を伐採しました。炭酸ガス排出は、24%増加しました。産業革命以前に比べ、海洋酸性化は30%進みました。毎日、150種の生物多様性が絶滅しています。

　これらは、「プラネタリーヘルス同盟（Planetary Health Alliance）」のホームページに挙げられた現実を示す数値です。

　化石燃料の大量燃焼に伴う二酸化炭素の放出や、家畜のゲップや排泄物・田畑の作物残渣からのメタン放出などによる温室効果ガスの影響で、産業革命以前に比べ、地球の気温は2020年現在で1.02℃上昇しました。たかが1度と思われるかもしれませんが、この気温1度上昇は、生態系にとって重大な変化を引き起こします。地球温暖化は自然界の短期的なゆらぎである、と信じる人も少なくありませんが、近年は、気候変動が確実に進行していることを示す科学的報告が相次いでいます。

　また、統計モデルを用いたシミュレーションによる将来予測によっても、気候が確実に変化していることがわかります。「明日の天気予報も当たらないのだから、20年後の予測なんて当たるはずもない」と豪語する人もいますが、だからといって何もしなければ、どのようなことが起こるのかわかりません。もし、予測通りに気候変動が起こったら、そのときにはもはや手遅れになっているかもしれない、という懸念もあります。平均気温上昇や降水パターン、海面上昇などの数理モデルは、相当正確に予測することが可能となっているので、それらを活用しない手はないでしょう。

持続可能性と生態系に着目した3つの新たな概念の登場

　人類活動がこのように地球規模で拡大する中、人類の存在そのものが人類の生存を脅かす最大の脅威になりつつある、といっても過言ではありません。

　その脅威とは、気候変動（温暖化）だけにとどまりません。淡水資源の減少と汚染、食連鎖の崩壊、都市化・超過密化、生物多様性の減少、自然災害の頻発、成層圏オゾンの破壊、森林破壊と土壌劣化・砂漠化、湿原減少と乾燥化、沿岸サンゴ礁被害と海洋生態系の変化など、環境負荷に伴う

変化を挙げれば、きりがありません。

　また、こうした環境変化に伴う健康への被害も、広範囲に及んでいます。蚊や昆虫などの媒介動物による熱帯病の流行、大気汚染による喘息・アレルギー疾患の増加、水質悪化による腸管系疾患の流行、異常気象や環境劣化に随伴する強制移民・内乱・精神衛生の問題、超高温による熱中症・熱中死・心血管系不全の急増などが、その一例でしょう。

　こうした新たな健康の脅威に対処するため、持続可能性と生態系に着目した3つの新たな概念が登場しました。すなわち、①2003年のSARS（重症急性呼吸器症候群）の流行を契機に人畜共通感染症対策を進める「ワンヘルス（One Health）」、②生態環境や食生活・生業・先住民の伝統医療・健康観など人文科学も視野に入れた「エコヘルス（EcoHealth）」、③2015年にロックフェラー財団と科学雑誌Lancetの混成チームが提唱した「プラネタリーヘルス（Planetary Health）」の3つの概念です。

　エボラ、HIV、COVID-19など、ヒトの感染症の6割が人畜共通感染症であることから、ヒトと動物の健康をその環境とともに考えるワンヘルスの推進団体One Health Initiativeは、今後生じるであろう新興感染症に関する研究や広報といった重要な役割を担っています。プラネタリーヘルスを先導するPlanetary Health Allianceには、すでに40か国から200以上の研究機関が参加しており、精力的に研究、教育、政策提言、アドボカシーを行っています。

　新型コロナウイルス感染症のパンデミックなどの後押しもあって、人類はようやく、真剣に気候変動などの環境問題・生態系破壊を直視できるようになりつつあるのかもしれません。

ヘルスプロモーション活動を通し、トリレンマ克服への挑戦を後押し

　2015年のCOP21（第21回気候変動枠組み条約締結国会議）で採択された「パリ協定」は、高所得国のみならず、低中所得国を含む、197か国が今世紀末までに産業革命以前と比べ、平均気温上昇を2℃以内（可能なら1.5℃以内）に抑えることを目指し、温室効果ガスの削減目標を定めています。

しかし、この目標達成は、現実的には極めて厳しい道のりになると考えられています。すでに今の時点で1℃上昇している訳ですから、残りは1℃未満しかありません。各国が強い政治的コミットメントを表明し、世界中の企業がESG（環境・社会・ガバナンス）を尊重したグリーン経済を実践し、それを後押しする風力・太陽光などの再生可能エネルギーや水素・バイオなどの次世代型エネルギーにおける驚異的な技術革新がなくては、目的達成は至難の業といわざるを得ません。

　ヘルスプロモーションは、これまで述べた観点からも、地球環境の問題により積極的に関わっていくことが求められている、といえます。それに向けて具体的に、因果律モデルに気候変動、環境変化などの新たな決定要因を追加して、その健康影響を解明するためのフレームワークを提供できるでしょうし、自律的制御モデルにもとづいて、地域レベルで人々が取り組む地球環境に優しい生活スタイルの普及や温暖化対策に直結するコミュニティ活動を推進することもできるでしょう。

　何より健康の視点から社会、環境、経済の問題を統合した持続可能な健康指向型社会モデルを世の中に提示し、トリレンマを克服する挑戦を後押しすることができると思います。

　こうした取り組みとヘルスプロモーションとの関わりについては、第6章でも触れることにしたいと思います。

第5章
ヘルスプロモーションの空観モデル

健康が果たして最終的な目標なのか、という疑問

　ここまで、ヘルスプロモーションの定義に原点回帰し、さまざまな側面から、その奥行きと広がりを検討してきました。当然、その中心となる課題は健康の向上なのですが、最も肝心な問題については、深入りしてきませんでした。

　その肝心な問題とはすなわち、健康が果たして最終的な目標なのか、という問題です。健康のため、否、幸せのため、と本書では語ってきた通り、「健康」の上位に、「より良く生きる／幸福」があることは、いうまでもありません。

　ところが、ここまでは外堀の周りをぐるぐると回るだけで、本丸に立ち入ることをしてきませんでした。ですが、この問題こそ、最も難解で究極的なテーマです。ヘルスプロモーションの検討には、「より良く生きる／幸福」とは何か、という問題の考察を避けては通れないと思い、腹をくくって、本章ではその考察に取り組んでみましょう。

　話は変わりますが、私はこれまで通算21回にわたり、南米ボリビアを訪問し、国際援助に従事してきました。5年ほど前、新規プロジェクトを立ち上げるべく、かの有名なウユニ塩湖のある広大なアンデス高原を視察して回っていたときのこと、大自然の中にポツンと1軒しかないホテルに投宿しました。そして、夕食前の束の間のひととき、ボリビア人医師ウラジミール・ティコナ、そしてJICA職員の大里圭一とともに、夕日で深紅に染まる美しい空を眺めながら、宿の付近を散策しました。ティコナの兄は、伝統医療担当の元保健副大臣で、彼自身も伝統医療の著書を執筆したことのある、その道の専門家でした。ちなみに、ボリビアは、1984年に世界で最初に伝統医療の医師を公認した国でもあります。彼はそのとき、インカの

末裔であるケチュア族や同じく先住民族であるアイマラ族には、もともと健康という概念がなかったといい、その替わりに、大地の母パチャママの慈愛の中で家族や仲間、自然との調和を大切にした生き方"vivir bien"（スペイン語でより良く生きる）こそが最も大切なのだと教えてくれました。

　このとき私は、非常に大きな衝撃を受けました。健康のさらに上位にウェルビーイングやウエルネス、QOLが来ると頭では理解していたつもりでしたが、「より良く生きる／幸福」こそが何よりも大切だということを忘れかけていた自分に気づいたからでした。

　この衝撃を契機に、本書の「はじめに」で述べた因果律の曼荼羅絵の最上階に「より良く生きること／幸せ」がはっきりと記載されたのでした。この気づきは、アンデスの先住民に教えてもらったものだったのです。

スピリチュアルヘルス実現のためのヘルスプロモーションとは!?

　さて、改めてオタワ憲章に立ち戻ってみると、そこには、「健康は生きる目的ではなく、日常生活の資源であるゆえ、ヘルスプロモーションは健康的なライフスタイルを超えてウェルビーイングに関わる」としっかりと述べられています。古代ギリシャの知の巨人アリストテレスも、幸福こそ人生最大の目的といっています。

　それでは、健康のさらに上位に来る「より良く生きること／幸せ」をヘルスプロモーションの文脈の中でどのように捉えれば良いのでしょうか。アンデスの衝撃以来、私はこの問いについてずっと考え続けてきました。科学とは、どのような現象が生じているかを正確に記述し、その生成と帰結を合理的、客観的に説明するものです。したがって、これまで本書で述べてきた、健康科学の顔をしたヘルスプロモーションも当然、健康や疾病の生成や帰結を合理的、客観的に説明してきました。

　しかし、それだけでは、人間の主観的命題である「より良く生きること／幸せ」になる、という最も重要な論点に応えているとはいえません。科学の力でどんなに真実を知り得たとしても、人はそれだけで満足できません。幸せにはなれないのです。

そこで本章では、健康のさらに上位にある「より良く生きること／幸せ」になることをヘルスプロモーションの視点から考えてみたいと思います。このテーマを考察するために極めて重要な概念として、「スピリチュアルヘルス（spiritual health）」を取り上げてみます。

　スピリチュアリティ（spirituality）と聞くと、うさんくさいと思われる読者もいるかもしれません。しかしこれは、WHOでも議論されているれっきとした健康概念です。WHOによれば、スピリチュアルヘルスとは、生きる意味や目的を把握する、あるいは生き方を自己選択するヘルスのことをいいます。

　そこで、ここでは、スピリチュアルヘルスを実現するには、ヘルスプロモーションはどのように関わるべきなのかについて、哲学、宗教学、物理学、心理学、そして脳科学といった学際的な知見を総動員して、著者なりに考え続けてきた私論を述べてみたいと思います。

　読者の中には、本章で大胆に論じる私の話が荒唐無稽に感じられる人もいるかもしれません。しかし、斬新奇抜さから、新しいアイデアが生じることもあります。ここはアルベルト・アインシュタイン（A. Einstein）の「一見して馬鹿げていないアイデアは見込みがない」という言葉を胸に考察を進めてみます。

　結論から申せば、スピリチュアルヘルスと、さらにその上位にある「より良く生きること／幸福」へ至るには、3つのアプローチがあると考えています。

　1つ目は、仏教の基本原理の一つである「空」の思想を拠り所に因果律モデルを再考することからスピリチュアルヘルスに迫る道筋を探求するアプローチ、2つ目は、ヘルスプロモーションが元来持つポジティブ志向と健康生成論や脳科学の最新の知見の道筋からスピリチュアルヘルスに迫るアプローチ、そして3つ目は、幸福に欠かせないとされる自己決定について自律的制御モデルをもとに考察し、スピリチュアルヘルスとの関連を考えるアプローチです。そして最後に、この3つのアプローチを統合し、ヘルスプロモーションの「スピリチュアルな顔」となる「ヘルスプロモーションの空観モデル」を提示しようと思います。

1. 全人的な健康観への拡大

医学生物学モデルから、健康概念の融合化による包括的な健康観へ

　スピリチュアルヘルスを取り上げる前に、近年の健康観が諸概念の融合化によって、全人的・包括的に把握されるようになってきた足跡を少し振り返っておきましょう。

　インドの伝統医療アーユルヴェーダや、わが国の江戸時代に生きた貝原益軒の『養生訓』、あるいは前述のアンデス先住民の人生観などを紐解くまでもなく、恐らくもともと昔の人たちは健康と健康のさらに上位にある幸福とを明確に区別していたわけではないはずです。健やかな心身の総合的なバランスが保たれていることがより良く生きることだ、という包括的な健康観を持っていたでしょう。

　ところが、17 〜 18世紀以降の近代科学の急激な進歩によって、古来の全人的な健康観から、医学生物学モデルが突出して著しい進歩を遂げ、健康観に変容が見られるようになりました。

　しかし、そのアンバランスな健康に関する知の肥大化は、今日では内省されてきています。実際、「ヘルスプロモーションの因果律モデル」について述べた第3章ですでに指摘したように、健康そのものを医学生物学モデルにおける健康観だけでは扱いきれなくなり、ウェルビーイングやウエルネス、QOLなどを含むより広い健康概念へと拡大・融合されるようになってきています。

　1998年にWHOヨーロッパ地域事務局は、ヘルスプロモーションに関する7つの原則を掲げましたが、その一つが包括的健康観です。ちなみに、これ以外のほかの6つとは、分野間協調、エンパワーメント、社会参加、公正、多角的戦略、持続性であり、これらは、プライマリヘルスケアでもすでに強調されてきた原則です。

　つまり、ヘルスプロモーションにとって、健康概念の融合化による包括的な健康観は、重要な特徴だということです。

個人的な内面の充実感に加え、社会的、倫理的な生き方も含む概念

　諸概念の融合化の例を挙げるならば、第2章の「健康の自律的制御を促す多角的手法」の項で紹介したPRECEDE-PROCEEDモデルが途中で変更されたという事実にも、それを見ることができます。

　このモデルは、ローレンス・グリーン（L. Green）とマーシャル・クルーター（M. Kreuter）が開発したもので、ヘルスプロモーションの政策・実践面で多くの基準となりました。このモデルははじめ、健康とその上にあるQOLを分けていました。しかしグリーンらは、後にこのモデルを改変し、健康とQOL、そこにライフスタイルや環境要因すらも混然とオーバーラップさせ、互いの要因を不可分とするモデルにつくり替えたのでした。健康であることとQOLを厳格に分けることはできない、と考えたからです。

　あるいは、新たな生活スタイルとして定着しているLOHASも、健康と環境の融合事例として挙げることができます。1990年代後半に社会学者ポール・レイ（P. Ray）と心理学者シェリー・アンダーソン（S. Anderson）は、米国人10万人を対象に13年間にわたって生活意識調査を実施した結果、そのうちの5,000人が健康と環境、持続可能な生活を心がける生活スタイルを重視していることを見出しました。Lifestyles Of Health And Sustainabilityの頭文字をとってLOHAS（ロハス）と名づけられたこの生活スタイルは2004年にわが国にも紹介され、エコロジーや地球環境、健康食品や自己実現に関心を持つ人々に広く受け入れられてきました。

　このように、従来からある狭義の健康概念を超え、広範囲の概念を含んだ包括的な健康観が理論面でも実践面でも広がりつつあるということが理解できます。宮崎市の保健師らも、健康と幸せは区別できるものではない、という思いから「健幸（けんこう）」という見事な造語をつくり出しましたが、この試みも、健康とその上にある幸福を一体として捉え直す好事例と見なすことができます。

　ところで、本書ではこれまで、健康の上位に来る「より良く生きる／幸せ」が何であるか、という定義づけをしてきませんでしたが、ここで、この点について少し触れておきましょう。「より良く生きる」は英語で「well-being」、アンデスの先住民から学んだスペイン語で「vivir-bein」となります。個人的な内面の充実感に加えて、社会的、倫理的な生き方も含んでいる概念です。

　一方、「幸せ」とは、何でしょうか。多くの人がこれをさまざまに定義していますが、ここでは、ドイツの著名な哲学者イマヌエル・カント（I. Kant）がその著『道徳形而上学の基礎づけ』で述べているものを引用しましょう。彼は、「感性的な欲求や欲望の全体の満足を幸福という名の下で総括している」とその見解を述べつつも、「幸福の概念は極めて曖昧な概念であって、人間は誰しも幸福になりたいと願望するが、自分自身でも決してはっきりと納得のいく形でいうことができない」と看破しています。

　幸福とは、ぼやけて見える蜃気楼のような多分に主観的なものですが、しかしこのような汎用性ある概念として本書では捉え、ウェルビーイングと並列して、この言葉を使います。

2. より良く生きるために必要なもう一つの健康 : スピリチュアルヘルス

（1）WHO理事会に提案されたスピリチュアルヘルスとは!?

事務局長預かりとなり、健康の定義改定の議論が現在に至るまで保留

　全人的な健康観が見直されてきている中、スピリチュアルヘルスについて、さらに深く考えてみましょう。

　第4章の健康の決定要因の記述でも取り上げましたが、WHOの健康の定義とは、「健康とは、単に疾病がないとか、虚弱でないだけでなく、身体的、精神的、社会的に完全に良好な状態をいう」というものでした。この定義に問題があると指摘されていることはすでに述べましたが、実はこの定義そのものを改定しようという提案がWHO執行理事会に対し、過去何度か繰り返しなされています。最近の提案は、1998年にアラブ諸国から提出されました。改定案によると、その定義は、以下の通りです。

「健康とは、身体的、精神的、スピリチュアル（spiritual）および社会的に完全に良好でダイナミック（daynamic）な状態をいう」

　執行理事会では、「ダイナミックな」という語の追加について、異論は出ませんでしたが、「スピリチュアル」に対しては、多くの意見が出されました。投票の結果、賛成22、反対0、棄権8で、第52回世界保健総会への提出議題となりました。日本政府は、スピリチュアルヘルスについては国民的な合意がまだできていないとして、棄権にまわりました。しかし結局、世界保健総会では本格的審議が行われることなく、事務局長預かりとなり、定義改定の議論が現在に至るまで保留にされたままとなっています。

　スピリチュアルヘルスの議論は元来、宗教基盤の強いヨーロッパやイスラム圏で宗教と健康の関連の中で語られてきました。一神教では、人間が生きていく意味や目的を明確に経典で示していますから、スピリチュアルヘルスは、「生きる意味や目的を基盤とした健康」と定義づけられています。とはいえ、スピリチュアルヘルスについては、意味も曖昧なところがあり、科学的研究で解明しなければならないことがたくさん残されていることも事実です。

　わが国では、終末期医療や思春期保健、自殺問題で、スピリチュアルペインやそれを癒すスピリチュアルケアについて、すでにたくさんの調査研究がなされており、実践面でも精神科医や臨床心理士をはじめ、臨床宗教師、チャプレンなどが活躍しています。その一方でわが国では、ヘルスプロモーションと親和性が高いと考えられるスピリチュアルヘルスについての研究や議論がとても少ない状況にあります。また、多くの日本人は、スピリチュアルと聞くと、神秘主義やカルト的な事象と誤解してイメージしがちです。

　しかしながら、以下に説明するように、人がより良く生きていく上で極めて大切なヘルスの一つだということができます。

「生き方を自己選択できる健康」と定義づけることも可能

　一神教的な強固な宗教基盤を持たない日本で、欧米やアラブ諸国の人々

が規定するような「生きる意義や目的」というスピリチュアルヘルスの定義を受け入れるには、まだ時間がかかると思います。人間、誰しも自分の人生の意義や目的を把握することは、そう簡単なことではありません。そもそも、生きるということの意義も目的もわからない、というのが普通の人間なのではないでしょうか。古代ギリシャの哲人ソクラテスやプラトンが語ったように、知らない答えを探し求めて、たとえ見つかったとしても、それが自分の探していた答えなのかどうかさえわからない、というのが人間ともいえるでしょう。

　スピリチュアルヘルスの定義については、無宗教者も対象に加えて、もう少し広い概念にしたほうが一般的に普及するのではないか、との議論もあります。

　そうした中、一つの案として、スピリチュアルヘルスとは、「生き方を自己選択できる健康」と定義づけることも可能ではないか、と私は考えています。欧米やアラブ諸国の定義である生きる意義や目的とは、生き方に意味を与えることであって、それはさまざまに存在する意味や目的から、自分に合ったものを自分で選択し、意味づけすることだ、と解釈できるからです。もちろん、生きることも命も自由にならない場合のほうがずっと多いことは、承知の上なのですが、それでも限られた人生をどのように生きるのかということは、自由意志に委ねられていると考えられます。キリスト教徒やイスラム教徒は、神の意志に従って生きることを自己選択（聖典では神に選ばれたと説かれます）し、神の意志のもとで生かされているという形で人生の意義も目的もはっきりと自覚することができます。

　一方、無宗教者を含む、多くの日本人の場合には、自分は何のために生きているのか、自分の生きる意味はどこにあるのか、というよりも、自分はどういった生き方をしたら良いのか、したいのか、といった自問が沸き起こることのほうが一般的であり、そのときにこそスピリチュアルヘルスが問題として顕現化してくるのではないか、と考えられます。

　逆に、自分で生きることの選択を制限されると、人は生きる力を失ってしまいます。こうした生き方の自己選択が阻害された場合に、スピリチュアルペインという苦悩を覚えることになるのだと思います。

(2)　スピリチュアルペインを考える

「自己の存在と意味の消滅から生じる苦痛」

　身体的ヘルスが強靭な身体と病弱な身体の間にグラデーション（濃淡）があるように、スピリチュアルヘルスにおいても、自身を肯定して自己実現できているような生き方を選択できている快活な状態と、スピリチュアルペインを抱えて生気を喪失してしまった状態との間にグラデーションはあります。そこで、ヘルスプロモーションに親和性の高いスピリチュアルヘルスを考える前に、それを病んだスピリチュアルペインについて、まずは検討してみましょう。

　将来が不透明で激動するストレスの多い現代社会では、脳内の伝達物質の不調で精神を病む人が増加しているといわれます。その中には、自分の人生に意味を見つけられず、生き方がわからなくなってしまい、スピリチュアルヘルスを病んでしまっている人も、少なからず混ざっている可能性が予想できます。後述するヴィクトール・フランクル（V. Frankl）は、神経症の２割がこのスピリチュアルペインに苦しむ人たちである、と報告しています。

　スピリチュアルペインについて村田久行は、「自己の存在と意味の消滅から生じる苦痛」と定義し、終末期がん患者の症候的分類を行いました。すなわち、意識の志向性からスピリチュアルペインを「時間性」「関係性」「自律性」に分けたのです。「時間性」とは、「もう何の意味もない」とか「何をしたら良いのかわからない」といった「無意味／無目的」を時間存在として捉えるスピリチュアルペインのことです。「関係性」とは、「死んだら何も残らない」とか「孤独だ、自分一人取り残された感じだ」といった「虚無／孤独」を関係存在として捉えたスピリチュアルペインのことをいいます。また「自律性」とは、「人の世話になって迷惑をかけて生きていても、何の値打ちもない」といった「無価値／無意味」を自律存在として捉えるスピリチュアルペインのことだそうです。

　村田は、このような状態の患者に対し、スピリチュアルコーピングとい

う対処方策を用いたケアを提案しています。病気・死の自覚による生の無意味・無価値・虚無・孤独・疎外感などのスピリチュアルペインに対し、内的自己の探求と価値観の再構築、死をも超えた将来・他者・自律の回復を目指した介入によって、新しい存在と意味を回復させことができるのだそうです。実際、こうしたアプローチによって、スピリチュアルペインが緩和され、身体的苦痛も軽減した症例があるそうです。

因果律モデルの発想で「外因性」「内因性」「生存性」の3つに原因を分類

　村田が症候から分類したように、因果律モデルの発想で原因から分類できるのではないか、と私は考えました。スピリチュアルヘルスを病む（すなわちスピリチュアルペインも持つ）には、外から影響を受ける「外因性」自身の内面の問題から影響を受ける「内因性」、そして命に関わる「生存性」の3つがあると考えられます。

　「外因性」とは、いじめ、ハラスメント、暴力といった外からの影響で自分らしく生きることが阻害され、自分の居場所が喪失してしまったような場合です。例えば、上司との人間関係に悩むことで、生き生きと仕事をすることができなくなった場合や、戦火に追われ自身と家族が自分たちの望む生活を維持できなくなった場合などがあります。

　「内因性」とは、自分の人生を真摯に考えたときや自身の社会との向き合い方の選択を迫られたときなどの心の葛藤が挙げられます。例えば、自分がやりたいことと親が奨める進路の岐路に悩んだ若者の場合や、性的少数者LGBTQとして「自分は変態なのか？」という自己否定を抱え、カミングアウトして生きることを選択できない場合などが相当します。

　「生存性」とは、自身や身内の生命が危機に晒されたとき、例えば、がんを告知され余命が短いことを告げられたときとか、災害に遭遇し自身の命が偶然にも助かり、身内が亡くなったときなどに、強烈に意識化されます。東日本大震災の際に地元のラジオ局に最もリクエストの多かった曲の一つが「アンパンマンの歌」だったそうです。「何のために生まれて、何をして生きるのか、答えられないなんて、そんなのは嫌だ…」ではじまるこの歌

は何より、目の前で津波に家族をさらわれ、自分だけが生き残ってしまったというスピリチュアルペインを抱えた被災者の心に届いたのだろう、と想像されます。

　終末期医療の現場では、がん患者や神経難病患者などのスピリチュアルペインがケアの対象となっています。このケアは、医療従事者だけではなく、東北大学で養成が開始され、他大学でも徐々に養成が広がりつつある仏教、神道、キリスト教などをバックボーンとする臨床宗教師らが担っています。また、身内を亡くされた遺族等の悲嘆を支えるグリーフケアを提供する活動も、少しずつ広がっています。

　とはいえ、長年在宅で看取りを行ってきた森清医師は、医療者の中には、いまだ「日本人にはスピリチュアルペインはない」と考えている関係者が少なくない、と述べておられます。そして、病気の終末期の患者であれば、多くの人が生きる意味を自問自答するような心理的痛みを抱えるはずであるのに、苦しみを訴えることができずにいるのは、それを受け止めてサポートするシステムが日本の医療文化にないに過ぎないからではないか、と問題提起しています。

　医療者を養成する教育の現場で広くスピリチュアルペインを学ぶ機会を増やし、わが国でもさらにスピリチュアルペインへの取り組みが進むことを期待したいところです。

(3) スピリチュアルヘルスを考える

健康の上位にある幸せに生きることを支える根源的なヘルス

　メンタル（精神的）ヘルスとスピリチュアルヘルスとの違いは、何でしょうか。

　実は、まだ科学的に厳密に区別することは困難ですが、前者が脳内の電気的かつ化学的反応によって引き起こされた神経系による器質的もしくは機能的な現象であるのに対し、後者は脳内の精神活動を基盤としつつも自らの意志によって選択される実存的なものであり、個別性の高いヘルスで

ある、ということはできると思います。

　尾崎真奈美は、「メンタルヘルスにおいては現実適応が一つの重要な要素であるが、スピリチュアルヘルスは現実適応より深い、存在そのものの意味を問題とする」と述べています。また、「社会的にうまくいっているように見えながらも、人生の目的や価値が見出されず、空しさを感じる状態は、適応を中心概念としたメンタルヘルスでは見逃されるが、スピリチュアルなレベルでは問題となる。生きる意味を模索する成長プロセスの中でみられる苦悩は、メンタルヘルス的には同じようにうつ状態として症状が観察されるものの、内因性やストレス反応として起きるうつ状態とも原因も治療法も異なる。成長を希求するスピリチュアルな苦悩においては、原始的防御機制や非合理的信念は観察されない」とも説明しています。

　スピリチュアルヘルスを病むと、精神的のみならず、身体的にもやがては社会的にも、健康的な生活を営めなくなる事態が起こりかねません。それとは反対に、スピリチュアルヘルスが高いと、身体機能や精神機能が良好であるとする海外の研究結果も、多数報告されています。したがって、スピリチュアルヘルスは、健康の上位にある「より良く生きること／幸せ」に生きることを支える根源的なヘルスと捉えることができます。

　人間がほかの動物と決定的に違うことの一つは、進化の過程で生存に有利であった「意味づけを行う」という脳の機能を獲得してしまったことだ、と考えられます。米国生まれの北アイルランドの心理学者であるジェシー・ベリング（J. Bering）は、人類は、世の中のさまざまな現象（例えば、自然災害）に意味づけをしたり、他人の心（欲求、感情状態など）を読み取ったりする進化論的適応力を身につけた、といいます。この能力は、人間だけに備わったものであり、4歳以降でないと出現せず、自閉症ではこの能力は十分には発達しないとしています。人生に意味づけを与えようとするスピリチュアルヘルスも、この適応力の一つと考えられます。

　米国の心理学者アブラハム・マズロー（A. Maslow）が提唱した欲求5段階説をご存知の人も多いでしょう。人には5つの欲求段階があり、下部の欲求が満たされると、さらにその上の欲求を満たしたくなる、という学説です。その説によると、一番下には食欲・睡眠欲・性欲などの「生理的

欲求」、その上には身体的に安全で経済的に安心して暮らしたいという「安全欲求」、さらにその上が社会集団に属し自分を受け入れてくれる他者の存在を求める「社会的欲求」、その上に他人から自分を評価してほしい・認めてほしいという「承認欲求」、そして、最上段には自分らしく、目的や夢を持って生きたいという「自己実現欲求」という段階があります。

　この説に沿うと、スピリチュアルヘルスは、最上階の自己実現欲求に属すると考えられます。

「社会問題」とされてきたことの多くが「健康問題」でもあると気づかされる

　マズローは晩年、この5段階の上にさらに一段階、追加しました。それは、「社会をより良くしたい」とか「困っている人を助けたい」といったエゴを超えたレベルで自身の人生の意義や目的を実現したい、という「自己超越の欲求」段階です。

　ここで、この最高位の欲求を実現させていると思われる3人の女性（日本経済新聞2021年5月22日記事から抜粋）を紹介しましょう。

　米国の長者番付で常に上位に登場するマイクロソフト社創業者であるビル・ゲイツ（B. Gates）は、妻のメリンダ（Melinda）とともに、今や世界の国際保健で突出した存在感を放つNPOビル・メリンダ財団を設立しました。二人はこのほど離婚しましたが、メリンダは20年間にわたって支援してきた妊産婦の保護、女性の地位向上の活動を別れた後も続けるそうです。米国アマゾン・ドット・コム創業者で世界一の富豪であるジェフ・ベゾス（J. Bezos）と別れた元夫人のマッケンジー・スコット（M. Scott）も、600億ドルの資産を人種差別・LGBTQなる性的少数者の差別問題の解消に投入するそうです。また、米国アップル創業者のスティーブ・ジョブス（S. Jobs）と死別した妻のローレン（Laurene）も、移民問題や気候変動に取り組む会社を運営しているそうです。

　傍から見ると、こうした慈善活動は偽善に見えてしまいがちですが、マズローの説から見ると、彼らは4段階までの欲望をすでに十分に満たしており、その上で、第5の自己実現と第6の自己超越の要求を自発的に満た

そうとしているに過ぎないのかもしれません。これも実は、スピリチュア
ルヘルスということができるのではないでしょうか。

　繰り返しになりますが、本書では、欧米やイスラム圏で一般的に取り上
げられているスピリチュアルヘルスの定義である人生の意義や目的という
ことのほかに、自分が肯定できる生き方を自己選択するという定義を独自
に加えました。卑近な言葉を使えば、自分自身を好きになる生き方をして
ると感じたときの健康がスピリチュアルヘルスな状態だと思います。

　神が示された人生の目的や意義に生きることは尊いですが、みなが喜ん
でくれるパンを焼くことに人生の意義を認めるパン職人の生き方も、専門
競技で記録を出すというスポーツ選手の目標も、生き方の自己選択という
点で、どれも素晴らしいスピリチュアルヘルスであると考えられます。

　スピリチュアルヘルスという概念を導入することにより、いじめ、自殺、
閉じこもり、虐待などのこれまで「社会問題」とされてきたことの多くが、
「健康問題」でもある、ということに気づかされるのではないでしょうか。
その意味で、このヘルスは文字通り、健康ですが、健康の上位に来る「よ
り良く生きる／幸福」に至ることができる必須のヘルスであると捉えるこ
とが可能です。実は、バンコク憲章においても、「ヘルスプロモーション
は、QOLの決定要因や精神的でスピリチュアルの状態を含む、積極的で包
括的な健康概念を提案している」と明記されているのです。

　次の稿では、「より良く生きる／幸福」へ至るのに必要なスピリチュアル
ヘルスに焦点を絞って、それをヘルスプロモーションの視点で、どのよう
に獲得していけるのか、について考察しようと思います。

3. 仏陀が見出した因果律と空観

（1）因果律の発見でスピリチュアルヘルスを回復

スピリチュアルヘルスを考察すると、仏陀の思想に辿り着く

　読者のみなさんの中には、この表題をご覧になって、スピリチュアルの

問題だから宗教のアプローチで解決するのか、と思われた人がいるかもしれません。確かに、理由の半分は当たっています。しかし、半分は当たっていません。というのも、宗教的な話はここでは一切、議論の俎上に載せませんし、ヘルスプロモーションとスピリチュアルヘルスを考察していくと、そこには必然的に仏教、正しくは仏教の開祖である仏陀（釈迦またはゴータマ・シッダールタ）の思想にぶち当たる、と思うからです。

　私のイメージでは、仏陀は宗教者というより、合理的哲学者でした。インドや中国といったアジアの信仰社会の中にはもともと、現世利益や神秘、奇跡を求める風土が濃厚にあったにもかかわらず、仏陀の考えたことは、相対的に客観的で合理的ですらあり、不思議というほかありません。さらに、仏陀の考え方は、驚くことにヘルスプロモーションとスピリチュアルヘルスと深い類似点があることに気づかされます。

　誤解のないように最初に明言しておきますが、私は、仏陀の思想とその後の彼自身を神仏化してでき上ったいわゆる仏教とは別のものである、と捉えています。

　タイのバンコクにあるサヤーム博物館には、仏陀思想の定義は、「前提を一切置かずに世界をありのままに見ること」と書いてありました。つまり、仏陀という人は、神仏の存在を前提として世界を眺める立ち位置にいたのではなく、死後の世界や魂の存在などの自身が認知できないことは一切語らないという合理的な態度で、物事をありのままに見る人物であったと思われます。輪廻転生などの現代では不合理なことを信じていたから、仏陀は合理的でなかったと主張する人もいますが、その辺りの詳細を詮索してもあまり意味がないように思います。

　ともあれ、なぜここで仏陀の思想が突然登場したのか、と思われている読者も多いことでしょう。因果律モデルの説明で述べたように、ヘルスプロモーションとは、原因が結果を導くという「因果律」を健康科学に適用した戦略です。この世の基本原理とも見なされている因果律ですが、この法則の存在自体はさまざまな文明において、かなり以前から認識されていたと考えられます。西洋において、因果律を早くに論じたのはアリストテレスだったと思いますが、それ以前の東洋、インドのバラモン教や古典

ヴェーダにおいては実は、この法則が深く検討されてきました。中でも、この因果律と人々の救済方法とを結びつけることにはじめて成功した人物がまさに仏陀であったといわれています。

　この史実が本当であれば、仏陀こそ、ヘルスプロモーションの創始者であった、といって良いのかもしれません。

仏陀はスピリチュアルヘルスを病んでいた!?

　後の考察にも関連することなので、ここで彼が因果律を悟った顛末を述べておきましょう。

　今から2600年近く前、仏陀は釈迦族の王子として、現在のネパールに誕生しました。幼少の頃から何不自由のない生活を送り、文武の才にも恵まれ、王妃との間に子ども（後に息子は仏陀の弟子になります）まで授かり、傍から見れば、実に幸せな人生を歩んでいました。しかし彼は、自分がなぜ、この世に生を受け、苦しみに満ちた人生を歩んでいかなければならないのか、そして生老病死のすべてにおいて生き方を自己選択することが困難なのか、という悩みを抱き続けていました。

　仏教でいう苦しみとは、体が痛いとか嫌な思いをするといったことではなく、自分の思いのままにならない、すなわち自己選択できない魂の苦悩を意味しています。つまり仏陀は、傍目には健全な身体的、精神的、社会的ヘルスを保持していたものの、スピリチュアルヘルスは病んでいたわけです。その苦悩が募り、彼はついに城を出て、王子の身分も捨てて、修行の道に入りました。諸説ありますが、6年間、苦行・荒行に明け暮れたと伝えられています。しかし仏陀は、それでもスピリチュアルペインを癒すことができませんでした。

　修行に疲れ果てた仏陀は、菩提樹の下に座り、瞑想をはじめました。そのときでした。世の中や人生は、偶然や奇跡で生じるものではなく、因果律によって生じている、そしてコントロールできない因果律を自分の思い通りにさせたいと固執することによって心に苦しみが生まれる、ということを覚りました。世の中の諸事はすべてが因果という法則で生成している、

という大発見により、仏陀は数週間の間、菩提樹の下に座り続け、その発見の喜びを一人密かに味わった、と伝えられています。

　この物語で重要な点は、仏陀は因果律を頭で理解しただけでなく、腑に落とすことで、生きる意味を見出した、すなわちスピリチュアルペインを完全に癒すことに成功した、ということです。仏教では、後にこの因果律を「縁起」と呼ぶようになりました。実際は、因果律と縁起は少し意味が異なるのですが、ここでは便宜的にほぼ同義語と捉えておきます。

ヘルスプロモーションを深く広い健康戦略にした奥行きの深い因果律

　仏陀の教えは当初、瞑想という経験により、自分の力だけで因果律を悟るというものでした。自分の力で自分を救いたいと願うので、「自力本願」といいます。しかし、その道は非常に困難であり、誰もが悟れるものではありませんでした。そこで、人は悟りに成功した者を「仏様」として奉るようになりました。仏とは、もともと佛と書き、人に「非ず」という意味です（例えば、沸点の沸の意味は水に非ず）。仏は、人間であるままに覚りを得て、人間を超えた存在、すなわち、人に非ずという存在になる、というのが本来の意味するところです。

　その教えはやがて、インドを離れ、スリランカや東南アジアに小乗仏教（上座部仏教）として広がりました。タイやミャンマー、スリランカでは、仏陀の教えた元来の修行の方法が普及しましたが、それと同時に、仏像を拝するという宗教化した姿を今日でも見ることができます。

　一方、ヒマラヤとタクラマカン砂漠を超えて中国にもたらされた仏教は、個人の救済を目指す小乗仏教とは異なり、社会の衆生を救う大乗仏教として定着し、やがて日本にも伝来しました。大乗仏教の中からは、仏に寄りすがって救済してもらう思想も現れました。一例を挙げるなら、例えば浄土教では、阿弥陀仏に帰依するという意味の念仏「南無阿弥陀仏」を唱えるだけで救われると説きました。阿弥陀仏の人々を助けたいという願いにゆだねるので「他力本願」といいますが、これは明らかに元来の仏陀の教えとは異なるものです。むしろ、人類を助けたいと願う神への信仰に救済

を求めるキリスト教に近いものとなったといえるでしょう。

　このように仏教は、仏陀の教えから大きく変質し、多様な宗派が成立するようになりました。しかし、仏教の基本原理は変わらず、仏陀が発見した因果律であるとされています。すなわち、コントロールできない因果律を自分の欲望（煩悩）でコントロールしようとするから苦しみは生まれるのだ、と説かれます。煩悩という「原因」から苦しみという「結果」が生じているのだから、煩悩さえ消し去れば苦しみはなくなる、という法則が仏教の基本原理とされています。

　煩悩は自己に執着する心であり、この執着を解き放つアプローチや方法が宗派によってそれぞれ異なっていった、という歴史が仏教にはあります。逆にいえば、そのように仏教が深く広い教えになり、さまざまな宗派に分かれていった根底には、因果律がそもそも奥行きの深い原理であったからではないでしょうか。その因果律を健康科学に適用したヘルスプロモーションが同様に深く広い健康戦略になり得たのも、因果律に依るからではないか、と私は考えています。

(2)　仏陀の教えをまとめた「空」の思想

「彼が存在するから我が存在し、彼が存在しなければ我も存在しない」

　仏陀の死後、その教えは弟子たちによって、多くの経典に記録されました。やがて２世紀になると、インドにナーガールジュナ（龍樹）という天才が現れて、仏陀の教えを「空」という思想にまとめ上げました。これを「空観」といいます。

　仏教研究者の中村元よると、空とは、もともと膨れ上がった中が空虚という意味であり、インドで最初に発見されたとされる数字のゼロ（０）で表わされていました。このゼロを、サンスクリット語でシューニャと呼び、漢語で空と訳したといわれています。

　空観によれば、この世の中のあらゆる事物は、因果律の関係で存在しており、因果律を離れて単独普遍に存在する事物はない、といわれています。

ここで重要な点は、事物は一切が関係性によってのみ存在しており、関係性がないのならば存在しない、ということです。ここが、私たちの日常的感覚とは異なっています。事物が関係し合っていることは容易に理解できますが、関係性がないのならば存在しないという点がなかなか理解できません。関係し合わなくても存在している事物はいっぱいあるではないか、と考えますが、空観ではその考え方は否定されています。

　つまり、彼が存在するから我が存在し、彼が存在しなければ我も存在しないし、彼が滅すれば我も滅し、彼が生じれば我も生じる、という考え方が空観の基本的な考え方だというのです。京都大学の社会学者・大澤真幸によれば、空観をまとめたナーガールジュナは徹頭徹尾、論理にこだわってこの空観に至った、としています。そこには神秘性も感傷も思いつきもなかったということであり、その点は留意しておくべきでしょう。

　図9は、世界的に有名な哲学思想家の井筒俊彦によって考案された事事無碍（華厳経における空）の現象を感覚的に表現した図案です。この図案に関係性は見えますが、事物の本質は存在していません。ですから空は、「有るともいえるし、無いともいえる」ということになります。「関係していることから見ると有るけれども、その本質は無い」というわけです。

　それは、円の中心点と円周線の関係に例えることができます。どんなに先のとがった鉛筆で点や線を描いても、実際は点も線も面積と幅を持ちますが、理論上は点も線も面積を持ちませんので、「無い」のです。ところが、

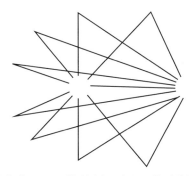

（中村圭志著「西洋人の『無神論』日本人の『無宗教』」から引用）

図9　井筒俊彦による事事無碍現象の共時的模式図の改変

円周があれば、必ずその円の中心点は存在しますし、中心点から一定の距離にある円周線も存在します。すなわち、中心点も円周線も、単独では存在しないものの、相互の関係性の中で、はじめて両者は存在し得る、ということです。

あの空海が重視した「すべては関係の上で存在する」という考え方

　関係があってはじめて「有る」ともいえるし、本質は「無い」ともいえるので、しばしば空は、「有」と「無」の両者を含む、究極の超越概念である、と説明されます。「有る」ともいえるし、「無い」ともいえるとは、すなわち「有る」ように見えるだけで「無い」ということであり、それを私たちは「幻」と呼んでいます。

　ということは、この現実世界は、幻だということでしょうか。

　空観では、この世は幻のような存在である、といい切っています。この認識は、私たちの日常の見方・捉え方とは、大きく異なります。私たちの常識は、AとBはそれぞれ単独でも存在し、両者が関係したときには、その現象を相互作用と呼びます。「有る」か「無い」かの共立はあり得ず、必ずどちらか一つしか成立しません。しかし空観は、そういう考え方とまるで異なる論理を展開します。空観では、AとBは単独では存在しえず、相互作用ではなく、相互依存で存在しているので、AもBも有でもあり無でもあり、同時に、有でもなければ無でもなく、また有と無以外のものでもある、などという禅問答のような説明がなされています。

　今から1200年前にわが国に真言密教を伝来させた弘法大師と呼ばれた空海は、空観をその教義の中で最も重視した、といわれています。彼は、空を頭脳だけで理解することは不可能であるとし、瞑想や三業という身体的行為や呪文を通してしか真に理解できない、と説きました。真の理解はむずかしいところですが、日本人にとって、空の思想は馴染みのあるものには違いありません。「般若波羅密多心経」、略して「般若心経」という経典がありますが、これは「大品般若経」30巻、「大般若波羅密多経」600巻からなる膨大な因果律の教えをわずか262文字に簡約したものとして知られ、

日本人に最も親しまれているお経です。その中に、「色即是空　空即是色」という有名なくだりがあります。この8文字こそが、般若心経の神髄とされている箇所であり、この世界のあらゆる物質を意味する色は、単独で実在しているものはなく、すべては関係の上で存在している空であり、実在していないもので万物は成り立っている、ということを表現しています。多くの老若男女がこれを何度も口に唱え、筆で写経していますが、容易に理解に至ることはできず、私たち凡人には、この空観を完全に習熟することは困難である、といわざるを得ません。

　ひとまず、空観理解の挑戦は、ここまでとします。続いて、空の持つ論理の驚くべき類似について、見てみることにしましょう。

4. 最新の現代科学が描く宇宙観と空観との酷似性

常識を遥かに超えた摩訶不思議な振る舞いをする物質の根源である量子

　2000年以上も前に空観が明示していた世界観・宇宙観が近年、思いもよらない分野から関心を集めています。それは、最先端の科学である物理学からです。その中でも、物質の根源を探る量子論という学問分野で、空観と類似した世界観を展開しているというのですから、驚愕します。

　量子論もしくは量子力学とは、物質の根源として、原子よりも微小なクオークや電子などの微粒子である量子を説明する科学です。私たちが日頃、手にしている身近なスマートフォンから、コンピュータの半導体、原子炉、夢の新幹線リニアモーターカーに至るまで、ありとあらゆる現代文明における実に多くの利器がこの量子力学によって開発されています。

　私たちは日頃から、量子力学の恩恵に浴しているわけですが、科学者までもが困惑するくらいこれら量子は、常識とはかけ離れた摩訶不思議な現象を示します。何が常識と異なるかというと、量子は「有る」ようでいて同時に「無い」ようでもあり、同時に、関係し合って存在していることを示すような物理現象が次々と発見されているからなのです。要するに、空観の考え方とあまりに酷似しているわけです。

例えば、原子核の周りをまわっている量子に電子がありますが、電子は光と同じで、波動でもあり粒子でもある、という二面性を持っていることがわかっています。これは、水の上にピンポン玉のような粒子がびっしり浮かんでいて、そこに波が来て球が上下する、といったイメージではありません。要するに、粒子と波動は、完全に異なる存在形態のものなのに、物質の根源である量子は、すべてこの二面性を有しているといいます。私たちの感覚では、この二面性を持つということが理解できません。

　しかも、人間が観察するまでは、この電子は波動となって、雲のようにどこにいるのか姿が見えないのです。ところが、人間がそれを観測しようとすると、波動はたちまちのうちに収縮し、電子は一つの粒子としてその姿を現します。つまり電子は、ほかと相互に影響を及ぼし合う関係があるときにだけ存在し、関係がないときにはどこにあるのか特定できないのです。これを科学の言葉で表現すると、量子は確率で存在している、ということになります。

　これまでの物理学の常識では、物質は素粒子であろうと存在する場所と運動量を同時に把握することができるというものでした。Aという粒子は、ある特定の場所に速度Bである方向に向かって移動しているものだ、と理解されてきました。しかし、量子力学が明らかにした実際の量子は、そうではありませんでした。場所を同定してしまうと運動量がわからなくなり、その逆に、運動量を把握すると場所がわからなくなります。

　これを、「不確定性原理」といいます。これは観測技術が未熟だからなのではなく、理論上かつ実験上からも場所と運動量の両方を計測することができない、ということが確認されています。

一方の量子の性質を変えると、もう一方の量子も同時刻に変化する

　かのアインシュタインに「気持ち悪い」といわしめた「量子もつれ」という現象も、見つかっています。

　ある量子を相互作用の関係に置き、その後、その量子を二つに分け、遠い場所にそれぞれ置きます。その一方に操作し、量子の性質を変えたとし

ます。すると、もう一方の量子も、同時刻に変化する、ということがすでに実験で証明されています。どういう機序かというと、相対性理論を提唱したアインシュタインによれば、光速よりも早く進むものは宇宙には存在しないのに、どんなに遠方に離れていても量子同士が同時に変化するということは、両者の間で光速を超えて情報が交換されていることになるのだそうです。つまり、すべての量子は一度でも、相互依存の関係に置かれると、その状態が保持されて、どんなに遠くに離れたとしても時間と空間を超えて、相互作用の関係が消滅しないのです。

　これも、すべての物質は相互依存の関係で存在している、という空観を思い出させる現象といえます。

　東京大学の物理学者・小栗博司は、現代科学が追及した果てに辿り着いた結論として、この宇宙の空間はすべて幻のようなものではないか、と指摘しています（『大栗先生の超弦理論入門』）。

　イタリアの天才物理学者と称されるカルロ・ロヴェッリ（C. Rovelli）らが、量子力学と相対性理論の両者を統合させるループ量子重力理論の方程式をつくってみたところ、驚くことに、その方程式には関係性を表す変数が入っていても時間を意味する変数が入っていない、ということを発見しました。

　彼は、この宇宙に存在するあらゆる物理法則で、時間を規定しているのは、熱力学第2法則だけだとしています。すなわち、高校の物理の授業で勉強したエントロピーが乱雑さになっていく変化だけが唯一、時間を規定しているとしています。また、その理論さえも、特殊な系でのみ成り立つものであり、そのほかの物理法則も方程式にも一切、時間は存在していないのだと力説します。つまり、最新の物理学が導いた結論は、何と本質的に時間は幻なのだということです（ロヴェッリ著『時間は存在しない』）。

　一方、空観には昔から「三時門破」という論理があります。過去はすでにない、未来はいまだない、現在は過去と未来との関係を抜きにしてはない、したがって時間は存在しない、というものです。結局、科学の行きついた結論は、空間も時間も物質もすべてが幻、そして関係性のみが存在するというわけです。つまり、現実世界は、スクリーン上にリアルな世界が

感じられる映画や、コンピュータの中のバーチャル世界と変わりがないのです。存在しているように思っているどこかしこにも関係しているから「有る」のであり、だが、その本質は「無い」という空観の世界を見ている、ということになるのです。

量子論が垣間見る世界観と空観の世界観の酷似性

アインシュタインは生前、量子論を受け入れられませんでした。彼の信念は、宇宙にある物質は単独で存在し、はじめの位置と速度からなる初期条件と力が決まれば、そのあとのすべての場所と状態は一義的に決まると信じており、曖昧な確率の考えは彼の理論に入る余地もなかったのです。

他方、実際に観察された不可解な量子論の現象を偏見なく素直に受け入れた科学者のグループもありました。ニールス・ボーア（N. Bohr）に代表されるコペンハーゲン学派と呼ばれる人たちで、彼らは量子力学の発展に大きく貢献しました。当時、アインシュタインが確率の考えを退け、「神はサイコロを振らない」という名言を使い、ボーアに論争を仕掛けた話は、有名です。これに対し、ボーアは、「量子が有るともいえないし無いともいえない」という確率的に存在するという観察した事実をありのままに受け入れることができました。自身、カトリック祭司でありながら、素粒子物理学者である三田一郎によると、ボーアをはじめ、コペンハーゲン学派の学者たちは、東洋思想に共鳴し、空観を学んでいたそうです。そのため、有と無が共存するという考え方を受け入れることに抵抗感がなかったのではないか、と述べておられます。

このように量子論が垣間見る世界観は、空観の世界観と共通するところが多いようです。分子生物学者で後にチベット仏教の僧侶となったマチウ・リカール（M. Ricard）とベトナム系米国人天文物理学者のチン・ズアン・トゥアン（T.X. Thuan）は、共著『掌の中の無限』の中で、現代科学と空観の酷似性は科学と宗教の邂逅である、といっています。また、チベット仏教界指導者のダライ・ラマ14世も、仏教と科学の共同研究を推奨しており、今日ではその酷似性に大きな関心が向けられてきています。

もちろん、酷似しているということが同一を意味するものと断定はできませんし、科学と空観のアプローチはまったく異なるため、比較すること自体、無理なことです。しかし、客観性を重視し、宇宙の真理を追究してきた現代物理学と、主観性の上に魂の救済を追求してきた仏陀の教え・空観が、極めて類似した論理に収斂しつつあるという事実は、とても興味深いことです。

　この宇宙には、孤立して存在する実体などはなく、すべてが関係性の中で存在している、という論理構造だけが真実としてあるのであり、科学とインド哲学が別々のアプローチから、この「真実」に到達したのかもしれない、と想像するだけで心が躍るのは、私だけではないと思います。

5. 空観における因果律とは⁉

原因と結果が双方向の相互依存関係にある「双方向型因果（A⇔B）」

　これまでの説明を整理してみましょう。

　紀元前5世紀のインドで、「生老病死のすべてが思い通りにならない苦しみの詰まった人生を、人は何の意味があって生きていかなければならないのか」という根源的な思いにさいなまれ、スピリチュアルヘルスを病んでしまった35歳の青年・仏陀は、一切の世俗生活を捨て、修行に専念しました。しかし、いくら苦行しても、スピリチュアルペインを癒すことができず、疲れ果てた末に瞑想に入りました。その中で彼は、この世のすべての物事は、因果律の関係で存在していることを発見し、スピリチュアルヘルスを完全に克服することができました。この物語は、因果律を完全理解すること、すなわち、腑に落とすことができれば、生きる意味を見出すことにつながる、ということを示しているのではないでしょうか。

　その後、一般の人々にとって、自力で瞑想や修行を積んでも因果律を腑に落とすことが容易ではなかったため、インドでは仏陀の教えは廃れ、他国に広まって、自力は断念し、他力で救済をつかもうとする仏教に変質していきました。そんな折の2世紀のインドにナーガールジュナが現れまし

た。彼は、仏陀が見出した因果律をさらに深め、空観という思想にまで洗練させました。しかしこの考え方は、難解で一部の修行僧以外には受け入れられる思想とはなりませんでした。

　やがてときを経て、19世紀後半から20世紀にかけて、大いに発展した量子力学などの現代物理学が明らかにした微小な世界は、それまでの常識では理解することのできない現象ばかりでした。驚きをもって受けとめられたのは、量子力学の描く宇宙観が空観の説く因果律の世界観に極めて類似していた、ということでした。

　問題は、ここからです。この物語の根底にある因果律とは、一体何なのでしょうか。

　日本の社会学者・評論家である小室直樹は、『日本人のための宗教原論』の中で、空観の中で説かれた因果律を明確に説明しています。彼によれば、現代でも広く理解されているギリシャの哲学者・アリストテレス由来の西洋論理学における因果律は、原因と結果の関係が一方向の「単純型因果（A⇒B）」であるといいます。そこには、時間が介在しています。原因は必ず結果の前に存在するのであり、その逆は成立し得ません。

　一方、ナーガールジュナによる空観の因果律は、原因と結果が双方向の相互依存関係にある「双方向型因果（A⇔B）」であるというのです。つまり、互いに原因となり結果となり、互いが互いを決める、というものです。ナーガールジュナは、わかりやすいたとえとして、母と子の関係を挙げています。母（原因）があって子が生まれ（結果）、その逆はあり得ません。しかし、母は子を産まない限り、母ではあり得ず、子を産むことによって、はじめて母となり得るように、母と子は相互に依りあっているのであり、独立に母と子を考えることはできないのだ、と説明します。

　空観の相互依存関係の因果律では、時間は問題にはされず、相互依存という関係性のみが重視されています。

脳が勝手に時間の流れをつくり出している⁉

　ここで、前述したロヴェッリらによるループ量子重力理論の科学者らが

つくった宇宙方程式のことを思い起こしてみます。彼らの方程式は時間変数を持たず、相互依存の関係性のみを示していましたが、この一致は偶然でしょうか。

科学評論家の吉田伸夫は、著書『時間はどこから来て、なぜ流れるのか？』の中で、「時間は、物理的に流れるのではない。では、なぜ流れるように感じられるかというと、人間が時間経過を意識する際に、しばしば順序を入れ替えたり、因果関係を捏造したりしながら、流れがあるように内容を再構成するからである」と述べています。18世紀のスコットランドの哲学者デイヴィッド・ヒューム（D. Hume）が、原因と結果はたまたま一緒に起きているだけであって、人間の精神がそこに関係性を見出しているに過ぎない、と似たようなことを発言していたことが思い出されます。

つまり、現代物理学が時間の存在を否定しているにもかかわらず、私たちは事実時間が流れるように感じているのは、脳が勝手に時間の流れをつくり出しているからだ、ということです。こうした捉え方は、私たちの常識からかけ離れていて、素直に受け入れられるものではありませんが、科学や哲学、そして空観が、同様のことを述べていることには驚きを禁じ得ません。

あるいは、ロヴェッリや吉田らが説くように、私たちの頭脳は単純型因果律しか理解することができない、と考えてみたらどうでしょうか。私たちは、これまで慣れ親しんできた単純型因果律によって、世界のあらゆることを考え、分析し、説明してきました。私たちの疫学の研究調査や実際の政策立案でも、この単純型因果律で十分なのであり、それ以上の複雑な分析や実践は現実的ではない、というのも事実です。

双方向型因果律では、原因が結果の先に来るという時間的条件を満たすことにはならず、実用性の上では、大いに混乱を来すだけです。実は、空観を提唱したナーガールジュナも、この混乱について気づいており、彼の著書『中庸』の中で、2つの考えをバランス良くとる中庸（中道）が大切である、と記しています。2つの考えとは、双方向型因果律は真実を表しているのだけれども、すべてが幻であると考えると生きることが空しくなってしまうから、世俗的な単純型因果律で解釈した仮の姿の世界の方便

を受け入れなさい、というものです。その一方で、ナーガールジュナは、「世俗世界では確かにあなたがいます。でも、あなたが抱いている思いはすべてが空なのですから、有るようでいて無いような幻なのだから、その思いに固執することで苦しみなさんな」といい、バランス感覚が何より大切であると説いています。

時間とは無関係の双方向型因果律の法則が存在する、という深淵な宇宙観

　私が空観に興味を惹かれたのは、ナーガールジュナが徹底した言葉の論理で単純型因果律が成り立っている見える仮の世界と、双方向型因果律が成り立っている見えない真実の空の世界を解き明かしたからです。

　これまで一部の宗教家にしか顧みられてこなかった彼の空観の論理が、最先端の現代科学による数学という論理で見直されつつあるということは、驚くほかありません。しかも、見ることのできない真実の世界や宇宙にも、限りない興味をそそられます。私たちの常識ではどうしても理解できない壁にぶち当たり、それは量子力学が垣間見せてくれた微細な量子の世界に過ぎず、しかし微細とはいいながら、量子が全宇宙を構成しているのですから、量子の世界観がイコール全宇宙観であり、その背後に空観の説く時間とは無関係の双方向型因果律の法則が存在する、という見解は何と深淵な宇宙観でしょうか。

　このように、世の中というものは案外、複雑な因果律の海だと考えれば、日常の些細なこだわりが小さなことのように感じられるから、不思議なものです。

　いよいよこの先は、私たちの頭脳では容易に理解できない世界になってきますので、むしろ、人工知能など人間の脳力をはるかに超えたサイエンステクノロジーに切り開いていってもらいたいと期待しています。あるいはその逆に、コンピュータにはできず、人間にのみ許され、忘れかけていた直感こそが、見えない世界へ飛び込んでいくことを可能にしてくれるのかもしれません。

　作家の司馬遼太郎は、著書『空海の風景』の中で、空海の示した密教的

直観に触れて、次のように述べています。

　「風がはげしく吹きおこっているとする。私たちは、自分の皮膚感覚やまわりの樹木の揺らぎ、あるいは風速計でその強さを知る。しかし、密教はまったく異なっている。認識や知覚を飛び越えて風そのものになり果ててしまうことを密教は目的としている。密教の断片において科学の機能を感じた空海のそれと、知ったつもりでいる科学とは、果たしてどちらが本物であろうか」

6. ヘルスプロモーションのポジティブ志向と健康生成論

除外するヘルスプロテクションと増幅させるヘルスプロモーション

　空観とスピリチュアルヘルスの関係は、後に説明するとして、この辺りで難解至極な空観を離れ、再びヘルスプロモーションに話を戻しましょう。

　近代西洋医学は、従来から健康や病気や障害に大きな関心を払い、その解決を目指してきました。その見方は、公衆衛生学にも引き継がれ、集団や地域の健康を改善することに活かされ、多くの努力が払われてきました。極端ないい方をすれば、健康は常に問題をはらむ対象としか見られてこなかった、ともいえます。事実、病気や死という健康のネガティブな側面にばかり焦点が当てられてきた歴史がありました。

　一方で、オタワ憲章では、「健康は社会、経済および個人の発展のための身体的な能力であると同時に、社会的、個人的な資源であることを強調する積極的な概念である」と位置づけました。このように、従来の問題志向あるいはネガティブ志向の健康観と異なり、発展のための資源として健康を捉え、そのポジティブな側面を強調しようとする意識変革をもたらした点は、健康政策史上、とても大きな意義を持つと思います。

　健康に影響を与える多様な決定要因の中には、あるものは健康促進のプラスに働き、あるものは健康阻害のマイナスに働くものがあります。また、ときには、プラスにもマイナスにも働く要因もあります。したがって、健康にマイナスに働くものは、除外すれば良いという意味で、これを「ヘル

スプロテクション（health protection）」といい、逆に、健康にプラスに働くものは、増幅させれば良いという意味で、これを元来は「ヘルスプロモーション（health promotion）」と呼んでいました。すなわち、ヘルスプロモーションには、もともとポジティブ志向性があったわけです。

アントノフスキーが大量虐殺の生還者から見出した「健康生成論」

そのように従来からある、ヘルスプロテクションとヘルスプロモーションのアプローチをさらに発展させ、新たな理論を構築したのが、ユダヤ系米国人のアーロン・アントノフスキー（A. Antonovsky）でした。

彼は1970年代、ナチスの大量虐殺から生還した少数の人々の健康状態を調べていたところ、多くの人が健康を害していたにもかかわらず、その中に健康状態を高いレベルで維持している人がわずかながら存在していたことに気がつきました。なぜ、過酷な体験をしながらも健康を保持し続けられたのだろうかという関心から、さらに調査分析を進めた結果、健康を保持できている人々にある共通する心理的特性を見出したのでした。すなわち、健康を害する大きな試練があったにもかかわらず、それに抗して健康を促進させるようなポジティブな決定要因が存在するのではないか、と考えたわけです。そして、この心理的特性を「首尾一貫感覚（Sense Of Coherence〈SOC〉）」と命名しました。

ネガティブ要因である病因から疾病が生成するしくみを説明する理論は、従来から知られている病理学などの「疾病生成論（pathogenesis）」といわれています。それとは異なる考え方として、健康を維持、増進するポジティブ要因を「サリュタリー要因（salutary factor）」と命名し、この要因が健康を増進させることを説明する理論を「健康生成論（salutogenesis）」と呼びました。

彼が導入したSOCという新しい概念は、ストレス対処能力あるいは健康保持能力ともいわれ、サリュタリー要因の代表的なものです。このSOCは、3つの下部構造から構成されています。まず第1は、「把握可能感（comprehensibility）」と呼ばれ、自分が置かれている状況や将来起こるで

あろう状況をある程度予測、理解できる感覚です。第2は、「処理可能感（manageability）」と呼ばれ、どんな困難な出来事でも自分で切り抜けられる、何とかなるという感覚のこととされます。そして第3は、「有意味感（meaningfulness）」と呼ばれ、直面する困難を克服することは自分の人生や生活に対して意味があると思う感覚を指します。アントノフスキーによって、質問票が開発され、SOCの強さを数値で測定することも可能となりました。

　今では多くの研究から、SOCの高い人はさまざまなストレスに抵抗力があり、病気との間に負の関係性があることが認められています。

リスク・ストレッサー要因とサリュタリー要因の両者への介入が重要

　健康生成論の登場によって今日では、リスク・ストレッサー要因とサリュタリー要因のバランスによって健康は維持され、それらの要因がアンバランスになるときに病気になる、と考えられるようになってきました。サリュタリー要因には、SOCのほかに自己効力感、ヘルスリテラシー、レジリエンス（抵抗力）などの心理的要因があり、それ以外には、体力を構成する運動能力や免疫力などの身体生理的要因、社会関係資本のような社会的要因などがあります。

　ここで大切なことは、リスク・ストレッサー要因か、サリュタリー要因のどちらか、一方にだけ対処すれば良いというわけではなく、両要因に介入することが必要だという点です。要するに、リスクも除去し、サリュタリーも強化する、というアプローチが最も理想的であるということです。

　このような考え方は、健康科学の領域にとどまらず、経済理論にも存在しています。その代表例として、ハーズバーグの二要因理論があります。この理論には、職務に対して満足する要因（これを動機づけ要因といいます）と、職務に対して不満をもたらす要因（衛生要因といいます）の二要因があります。職務に満足してもらうために、ボーナスを払うなどの職務不満の解消にどれだけ努めても（衛生要因への介入）、不満足ではない状態になるだけであって、決して満足な状態には至らない、という考え方で、

それだけではなく、仕事のやりがいなどを与えるような動機づけ要因への介入もなければ、本当の意味で職務に満足することにはならない、という理論です。

　健康づくりも同様で、いくら健康診断を行ってリスク回避をしたとしても、健康を向上させるサリュタリー要因への積極的な介入がなければ、本当の意味で健康にはなり得ない、と考えることができます。その逆に、サリュタリー要因への介入がいくらあっても、健康リスクに晒され続けていれば、結局は、病気に罹患して命を落とすことになりかねません。リスク・ストレッサー要因とサリュタリー要因の両者への介入が、ともに必要であることに間違いはありません。

新たなサリュタリー要因としての「受容的感覚（SOA）」の提案

　追加になりますが、ストレス対処能力には、SOCとは特性が異なる心理的要因があるのではないか、と私は考えています。それは、私が日本人の高齢者を調査した体験から感じたものでした。日本の元気で長生きしている高齢者の中には、SOCが強いというよりも、「くよくよ考えない」「何事も仕方ない」「ありのままに受け入れる」といった、SOCとは明らかに異なる心理状態がリスクやストレスに対抗しているのではないかと思える人が少なからず存在する、と感じられたからです。

　そこで私たちは、高齢者はもとより、東日本大震災で津波に被災された人などを調査した結果をもとにして、「受容的感覚（Sense Of Acceptance〈SOA〉）」という新たなサリュタリー要因を考案しました。

　私たちの研究の結果、SOAにはストレスにとらわれない、あるいはストレスに過度に反応しない感覚としての「脱執着感」、ストレス状態にある自身を能動的に客観視する感覚としての「脱同一化感」、ストレス状態にあることを物事の道理として受け入れる感覚としての「包容感」、そして第3者に受け入れられていると思える感覚としての「被包容感」の4つの下部構造があることが見えてきました。今後は、さらなる研究を進め、SOCに並ぶ東洋的なストレス対処感覚を確立したいと思っています。

心理学者の諸富祥彦も、その著書『人生を半分あきらめて生きる』の中で、「頑張れ」「元気になろう」というよりも、「あきらめる」気持ちの重要性を指摘しています。人間は、SOCで気を張るだけではなく、SOAの軽い気持ちで厄介なことを水に流すというストレス対処もできる二面性を持っているように思います。

7. 脳の快感回路

行為の良し悪しに関係なく、快感を覚えている「報酬系回路」

　より良く生きようと欲するのも脳であれば、幸せを感じるのも脳です。そうであるなら、私たちは脳について、もっと知る必要があります。幸いにも近年、脳科学は驚嘆すべき進歩を見せています。脳を知ることが、幸福を見つけ出す近道になるかもしれません。

　脳の重さは1,200~1,400グラムで、体重の２％くらいにしかなりません。それなのに、体全体の酸素もエネルギーもそれぞれ約25％を消費しています。脳は、大きく４つの部分から構成されています。最も深いところにあるのが「脳幹」と呼ばれる場所で、心臓の鼓動や呼吸といった生命維持に必要な諸活動を担っているところです。脳幹の後ろ側には、運動機能を司る「小脳」があります。また、脳幹の上には、生存に必要な感覚を入力し、欲求を司る「間脳」があります。その間脳を覆うように発達しているのが、高度な精神活動を担っている「大脳皮質」です。

　その大脳皮質の表面のわずか厚さ３ミリにはびっしりと神経細胞が存在しており、ここが世界を創造する場となっています。脳には、約1,000億個の神経細胞があると言われ、各神経細胞は１万個のシナプスと呼ばれる接合部によって近隣の神経細胞と接しています。神経細胞内には電気が流れており（正確には、細胞膜表面でのイオンの出入りが電流が流れるように見えている）、シナプスに来ると電気刺激が化学伝達物質に変換されて、それにより隣の神経細胞と情報をやり取りしています。

　シナプスは、その大きさを変化させること、すなわち化学伝達物質の量

を変えることにより、情報伝達に重みづけを与えています。そして、1000億×1万個ものシナプスによって重みづけられた情報が、神経細胞のネットワークの中でやり取りされているのです。シナプスの数は、銀河系の星よりも多いといわれており、これだけでも脳という存在が神業による芸術品だと思えてきます。

　最近の脳科学の研究で、人間の脳には気持ち良さを得るため、独自の神経回路が存在していることが明らかになってきました。それは、間脳にある腹側被蓋野や黒質から、線条体や扁桃体、そして大脳皮質の前頭前野に至る小さな神経束のことで、「報酬系回路」と呼ばれ、「快感回路」と通称されています。多くの実験からわかったことは、ギャンブルも薬物中毒もセックスもエクササイズもジョギングも、はたまた、慈善行為をしたときも祈っているときも瞑想してるときも、行為の良し悪しに関係なく、脳が快感を覚えているときには、この同じ快感回路が反応しているといいます。

過去の記憶や感情と快感回路刺激が融合されると快さが高められる

　1953年にカナダの若き研究者がラットの脳に電極を挿入した実験を行っている際に、標的とした部位とは別の領域に誤って電極を指し、脳に刺激を与えてしまいました。注意深く観察してみると、そのラットはどうやら、その誤った部位への電気刺激を好んでいるようでした。そこで、ラットが自分で電気刺激を与えられるようにレバーを押せる装置をつくったところ、ラットは1時間になんと7,000回以上もの高頻度でそのレバーを押し続けました。これが、快楽回路の発見につながりました。

　その後、さらなる研究によって、ネズミだけではなく、人間においても、この神経回路の活性化がほかのどんな自然な刺激よりも、はるかに大きな力で行動を誘導できることがわかりました。つまり、人間の行動は、苦痛に後押しされるだけでなく、快感に引っ張られることが明らかになってきたのです。

　米国の神経科学者デイヴィッド・リンデン（D. Linden）は、彼の著書『快感回路－なぜ気持ちいいのか、なぜやめられないのか』の中で、「ある

経験が腹側被蓋野のドーパミン神経を活動させた結果、ドーパミンが放出されるとき、その経験は快いものと感じられる。このような快い体験に先立つ感覚や行動が手掛かりとして記憶され、ポジティブな感情に関連付けられるのだ」と説明しています。しかも、「快感回路が単独で活動しても色合いも深みもない無味乾燥な快感が生じるだけであるが、快感が私たちにとってこれほど力を持つのは、快感回路と脳の他の部分との相互連絡によって、記憶や連想や感情や社会的意味や光景や音や匂いで飾り立てられているからである。快感が持つ非日常的な感覚やその感触は、快感回路と関連する感覚や感情がつながり合った網の目の中から生じてくる」と述べています。

　つまり、人が幸せを感じているときは、この神経領域が反応しているわけですが、それだけではだめで、過去の良かった記憶や感情と見事に快感回路刺激が融合されるときに、快さが大いに高められる、というのです。

　リンデンは、触覚の重要性についても研究をしています。彼は、触れることがいかに人間にとって大切であるか、ということを科学的に証明しました。その著書『触れることの科学－なぜ感じるのか、どう感じるのか』の中で、「皮膚の接触センサーから脊髄へと情報を運ぶ神経線維は、ほとんどが各種物理的刺激の中のひとつを伝える専用線になっている。ザラザラの質感を伝える繊維、振動を伝える繊維、引っ張られていると感じる繊維など。しかもセンサーまでが特化している。愛撫専用のセンサー、痒みのセンサー、性的接触のセンサーなど」と解説しています。それゆえ、触れることは、専用の神経網を持つほどに身体の周りの社会環境から幸せを導くために重要なことであり、彼も「皮膚は社会的器官である」というほどです。

　ちなみに、ヨーロッパでは以前から、タッチケアといって、接触することが痛みやストレスの治療に使われています。

共感こそ、人類が進化の過程で獲得してきた生存戦略

　幸福感に関連することは、皮膚の触れ合いだけではありません。

傾聴することも、人の心を和ませる重要な行為であると考えられます。例えば現代社会では、患者が話をゆっくり聞いてもらいたいと思っている医師や看護師等はとにかく忙しくて、心に不安を覚えている患者の声に耳を傾けることが困難な状況にあります。

　そこで、そうしたニーズに応えるため、傾聴技術を身につけた臨床心理士や心理療法士、傾聴療法士などを養成している学会も生まれています。あるいは、病気についてもっと話を聞いてほしい、自分の気持ちを語りたいという需要に応えてくれるため、最近では医療カフェやがん哲学外来などの集いも大いに人気を博しています。

　こうした集会の場では、自分が話すだけではなく、人の話も聞いて共感を覚えることもまた、幸せにつながるとされます。進化論でお馴染みのチャールズ・ダーウィン（C. Darwin）が著書『人間の由来』で、共感こそ人類が進化の過程で獲得してきた生存戦略であったに違いないと述べたように、脳には共感という他者と共鳴する本能があるからです。日本語の「共感」には、英語で"sympathy"と"empathy"の二つがあります。前者は、親友がある挑戦を試み成功したときの喜びを自分事のように感じ、うれしく思うときの共感であり、後者は、「感情移入」と訳されることもあるように綱渡りする曲芸師を見て、自分もハラハラと感じてしまう共感をいいます。

　最近の共感についての心理学研究では、他人の話を聞くときばかりではなく、自分の独り言にも脳が反応することがわかってきました。「頑張ればできるよ」などとポジティブな言葉を自分に投げかけていると、脳は共感して動機づけされる反面、「まったくだめだ」とネガティブな独り言や愚痴をつぶやいていると、脳も共感して消極的、悲観的になる、といいます。

　発言した言葉が真実になるという言霊とか、思い描いたことが実現するという引き寄せの法則などは、この脳の共感作用や必要な情報のみを取捨選択する脳の網様体賦活系の作用の表れなのかもしれません。

傾聴や共感、鼻歌、独り言などで複合的に脳を楽しませてやることが重要

　歌や音楽がどのように脳で処理されているのかについては、まだわから

ない点も多いのですが、多くの場合、脳をポジティブに刺激すると考えられています。

さらに、英国の心理学者であるリチャード・ワイズマン（R. Wiseman）は、その著書『その科学が成功を決める』の中で、「as if（アズイフ）の法則」を提案しています。"as if"とは英語の授業で習った「まるで〜のように」という意味の仮定法に出てくる構文で、アズイフの法則とは、「まるで自分が幸せであるかのように笑顔でいれば、本当に幸せになれる」という心理学の知見を指しています。

私たちは普通、感情がその人の表情やしぐさ、言葉や行動を表すと考えています。例えば、怒っているから怒った形相をするとか、悲しいから泣くとか、因果律で見ると、感情が原因であり、表情や態度が結果になるということです。

ところが、ワイズマンの実験心理学の研究結果によると、この因果律は逆であり、表情や態度が原因で、感情が結果である、といいます。つまり脳は、自身の態度や言葉通りのそうした感情になると錯覚しているようなのです。先ほどの例でみてみると、イライラと不平不満の態度でいると徐々に怒りが湧いてくるとか、泣いているうちに本当に悲しくなってしまう、ということになります。要するに、アズイフの法則によれば、「笑う門には福来る」という諺があるように、人は幸せだから笑うのではなく、笑い、感謝しているから心が自ずと平安で幸せになれる、ということになります。

幸せを感じるには結局、より良い思い出や経験とともに織りなす快感回路の活性化が深く関わっているということです。

自分の話を傾聴してもらう、他人の話を聞いて共感する、鼻歌を唄う、笑顔で爽やかに人と接する、物事に感謝する、自分を励ます独り言をいう、などという行為が複合的に作用して、脳を楽しませてやることが必要なのでしょう。触れ合うこと、手を握ってもらうこと、ハグし合うこと、愛する人と会話することなど、セクシュアルなことも、ヘルスには重要な要素といえます。

8. 脳科学が捉えた脳の特性と幸福の感じ方

（1） 脳が世界をつくり上げる

得た情報を一度、分解し、脳はそれを再構成して世界像を構築する

　仏教には、「唯識」という考え方があります。世の中にある一切の物事は、それを認識する心の現われである、とする考え方です。脳科学にも、世界で生じる物事はすべて脳が情報を得て判断する所産であり、世界は脳の投影である、という唯識に似たような考え方があります。

　人間は、外界から得る情報の約9割を視覚から取り入れています。眼の水晶体から入った光情報は、網膜の細胞で電気刺激に変換され、神経を経て、大脳皮質へ伝えられます。大脳皮質の神経細胞は、過去の蓄積データと照らし合わせながら意味ある形を取り出すという「統覚」を行い、その後、その形が何を意味しているのか判断する「連合」という作業を実行します。

　この視覚情報処理のプロセスでは、外界から得た情報は、最初に網膜でバラバラにされ、1次視覚野、2次視覚野、3次視覚野と順に送られていく過程で、再構成されながら統覚や連合が行われていきます。ちなみに、人工知能AIの深層学習（ディープラーニング）は、この脳のプロセスをコンピュータに応用した技術であり、このお陰で人間と同様に、コンピュータが自分で学習しながら賢くなっていくことが可能になりました。

　このような視覚のプロセスからわかるように、現実の世界から得られた情報が一度、分解されて、脳はそれを自分で再構成して、世界像を構築しているのです。つまり、読者のみなさんが見ている世界は、脳がつくり上げた世界であって、真実な世界であるかどうかは、実はわからないのです。また、聞いた音もニオイも、脳がつくり上げたものであって、もとの音やニオイと同じかは、わかりません。人間は各々が別の脳を持っているので、同じ世界の現象を見たとしても、人によって脳によって必然的に異なった認識を行っており、見ている世界も異なるわけです。

人の網膜には赤、青、緑の３色を感知する光受容細胞があり、３色を識別できることがわかっていますが、最近の研究で、約12％の女性は４色を識別していることが明らかになりました。彼女らは、３色型色覚に比べ、100倍も多い色を見分けることができるそうです。同じ色を見ていると思っても、隣の人は違った色彩を見ているかもしれないのです。

直感に頼る「システム1」に認知の歪みがある場合、精神的苦痛を招くことも

人間の脳が情報処理する際のプロセスに関して近年、興味深い理論が発表されました。心理学者のキース・スタノヴィッチ（K. Stanovich）とリチャード・ウェスト（R. West）が2000年に公表し、その後、ノーベル経済学賞を受賞したダニエル・カーネマン（D. Kahneman）による『ファスト＆スロー』という著作を通して、広く知られるようになった学説です。

この学説によれば、人の認知機能には、二つのルートがあるといいます。一つ目は、直感に頼る「システム１」と呼ばれるもので、素早く（ファスト）対応できる認知機能です。急な危険から身を守るために進化した能力とされ、低労力で瞬時に判断するツワモノですが、ときとして感情的で誤認識もしばしば起こします。もう一つは、大脳皮質の進化に伴い、身につけてきたもので、時間がかかる（スロー）考えるという役割を担う「システム２」と呼ばれる認知機能です。この思考するシステムでは、脳は大量のエネルギーを必要とするため、認知に時間がかかりますが、理性的で判断ミスが少ないという特徴があります。

人は、この二つの認知システムを活用しながら、外界からの情報に対する判断をしているわけですが、デフォルトつまり初期設定されて、最初に機能するのは「システム１」だといいます。このため、この「システム１」には、自動思考というプロセスがあり、瞬時に浮かびやすい「認知の癖」があります。一例を挙げると、SNSでメールを友人に送った際に返事が遅いと感じたとき、「何かあったのかな？」とか「まあいいや」とか勝手に思考が浮かびます。ところが、「自分は嫌われているな…」などとネガティブな自動思考が浮かぶ場合には、精神的苦痛に悩むことが多くなります。こ

のように悲観的、被害妄想的に「システム1」が浮かびやすい認知の歪みがある場合には、これを是正する方法として、今日では「認知行動療法」という治療が実施されています。

　さらに、認知のプロセスでは、脳はさまざまなホルモンという物質の影響も受けています。快感を伴うドーパミン、怒りを誘発するノルアドレナリン、心の安らぎや幸福感を味わうセロトニン、恐怖や不安を引き起こすアドレナリン、快感とひらめきを誘導するβエンドルフィン、人間関係の円滑さに欠かせないオキシトシンなど、実に多くの化学物質が認知のプロセスに働きかけ、その作用を多彩に修飾しているのです。

（2）脳の癖が意見の相違をつくる

6つの因子の強弱が人の道徳心、すなわち大切な価値観を構成

　認識には、脳の癖として性格も影響を与えています。血液型や手相など、これまでに多様な性格診断法が開発されてきましたが、長年の心理学研究の蓄積から、今日では性格を5つの因子で分析する「ビッグファイブ理論」が広く受け入れられています。外部からの刺激に対する不安感や緊張の強さを表す「神経症傾向」、社交性や活動性を表す「外向性」、知的好奇心や想像力を表す「開放性」、優しさや利他性を表す「協調性」、そして真面目さや責任感を表す「誠実性」の5要因の強弱の組み合わせで、すべての性格を分類できるといいます。

　また、アメリカの社会心理学者ジョナサン・ハイト（J. Haidt）は、道徳心も認知に絶大な影響を与えていることを明らかにしました。彼によると、道徳心とは、その人が最も大切にしている価値観のことで、思いやりを重視する「ケア」、支配や権威へ反発を感じる「自由」、決まりを守りたい「公正」、所属する集団を愛したい「忠誠」、リーダーへの尊敬と服従を重視する「権威」、そして穢れを嫌う「神聖」の6つの因子の強弱が人の道徳心、すなわち大切な価値観を構成しているといいます。しかも、この価値観は、認知の「システム1」の直感で働くとしています。

２人の人がお互いの意見を主張して、衝突している場面を想像してみてください。この２人は、異なる道徳心同士を衝突させていることになります。例えば、式典で国歌を斉唱するとき、ある人は「歌う歌わないは個人が決めれば良い」と「自由」の価値観を重視しているのに対し、もう一方は、「国民ならば、みなと一斉に国歌を斉唱すべきである」と「忠誠」の価値観を重視している、といったケースです。２人の頭には、すでに結論は出ているわけで、理屈は「システム２」で後からつけ足しで説明されているに過ぎないのです。

　直感的にこの意見は受け入れられるが、あの意見は受け入れられないと判断しているわけですから、道徳心が異なれば、最初から意見を合わせることはむずかしい、といえます。

恐怖を処理する扁桃体が大きい人は、変化に敏感で保守的な価値観を持つ

　彼はまた、著書『社会はなぜ左と右にわかれるのか』の中で、この理論を使いながら、アメリカの保守である共和党支援の人々とリベラルの民主党支援の人々の意見が食い違う理由を説明しています。

　アメリカ人13万人の調査結果を分析したところ、リバタリアンと称される自由至上主義の人たちは「自由」が飛びぬけて強く、リベラルな自由主義思想を持つ人は「ケア」の道徳心が強く、保守的な人は６種類の道徳心のどれもが強いことを見出しました。

　また、この説を裏づけるかのように、リョウタ・カナイらは、脳組織の解剖学的大小の比較分析から、不確実性や対立を考えると反応しやすい脳の前帯状皮質が大きい人たちは、不確実性や対立への容認が高く、リベラルな見方をしやすくなり、恐怖心を処理する脳の扁桃体が大きい人たちは、変化に際して敏感な保守的な見方をしやすいのではないか、と推論しています。価値観の相違も結局のところ、脳の形態的・機能的な相違によるものなのかもしれません。

　ここで、本書第１章で触れたプライマリヘルスケアの包括的支持者と選択的支持者の論争がこじれてしまった話を思い出してください。この論争

の根底には、道徳心の違いがあったのではないか、と考えることができます。最初から、馬が合わなかったのです。私の憶測ですが、包括的支持者は「ケア」や「自由」を重視する道徳心が強い傾向にある理想主義者であったのに対して、選択的支持者は6種類の道徳心のどれも持ち合わせていた現実主義者ではなかったか、と想像します。

(3) 日本人の感覚の特異性

論理を扱う左脳で感情的なことや虫の音、人の笑い声、嘆く声も扱っている日本人

　驚くことに、使用言語も、脳の癖に大きな影響を与えることを見出した研究があります。右脳は主に感情の処理を、左脳は主に言語など論理の処理を司っていることは、すでにお馴染みの学説となっています。

　耳鼻咽喉科の医師であった角田忠信は、日本語を幼少期に使用していた人の脳と、それ以外の言語を使用していた人の脳では、言語音、自然音、楽器音の処理が右脳と左脳で異なっていることを発見しました。日本語以外を使用する西欧人（中国人・韓国人も含む）は雨音、虫の音、風の音、鳥の鳴き声などの自然音を右脳で処理していたのに対して、6～9歳の間に日本語を主言語として育った日本語使用の人の脳は、これらの自然音を左脳で優位に処理していることを見出したのでした。さらに、興味深いことに西洋楽器音については、西欧人と日本語使用人はともに右脳処理なのですが、和楽器音に関しては、西欧人が右脳であるのに対し、日本語使用人は左脳処理となっていた、というのです。

　このような脳の聴覚処理の癖は、6～9歳の間に日本語の母音に触れた人であれば、西欧人であっても日本人と同様な聴覚処理脳を持つこともわかりました。こうした現象は、日本語のほかにポリネシア語にも現われ、それ以外の言語では認められない、ということが判明しています。

　つまり角田は、西欧人が秋の夜の虫の鳴き声を雑音と聞き、日本人がこれを風情と聴く、という違いを比較して、古来より日本人は、自然の音を会話として言語処理と同じ左脳で対処してきたのではないか、そして、日

本人の自然に対する心情の豊かさはこれと関係があるのではないか、と推論しました。すなわち日本人は、言葉や論理を扱う脳と同じ側で感情的なことも扱い、動物の声や人の泣き声、笑い声、嘆く声なども同じ左脳で扱っていて、そういうことが日本人の特質とする曖昧であるとか、情緒的であるとか、物事をはっきり区別しないということと関連しているかもしれないというのです。

　また、フランス語の「オトマトペ」とは、ワンワンやドカーンといった擬声語と、シトシトやザアザアなどの擬態語のことを指しますが、日本語はほかの言語に比べて、このオトマトペがとても多いのが特徴といわれます。そんな特徴も、日本人の聴覚に関する脳の癖がもたらしたことと関係があるかもしれません。

ウユニ塩湖の湖面に映る空の雲や満点の星座を楽しむのは日本人だけ⁉

　視覚にも、日本人特有な性質があるかもしれません。

　京都大学とアメリカ、カナダの研究者は、日本人と北米人に視覚処理が異なっている可能性があることを見出しました。私がボリビアのウユニ塩湖に行った際に、現地のボリビア人から「なぜ日本人だけ、塩湖に薄く水が溜まる雨季に大勢でウユニに来るのか。ほかの東洋人も含め、西洋人の大抵は、水が干上がった乾季に来るのに…」と尋ねられたことがあります。鏡のように静かな湖面の水に映る空の雲や満点の星座を楽しむのは、日本人だけだと指摘されたのです。

　日本人には、何か視覚的特徴があるのかもしれません。直木賞受賞作の映画『利休にたずねよ』の中で、堺の商人が高貴な舶来文物の価値を織田信長に金塊の量をもって鑑定してもらうシーンが出てきます。市川団十郎（旧名＝海老蔵）演じる千利休の番になると、利休はどこにでもある平凡な盆に水を差し織田信長の前に差し出しました。ほかの商人たちは、そんな利休を嘲笑します。ところが、信長はすべての金塊を利休に手渡したのです。その盆の水面には月影が映り、信長の心を震わせたからでした。水に映る飾らぬ月の美しさほど、日本人の心に響くものはほかにない、という

ことを象徴的に表している描写だと感じます。その美意識が、雨季のウユニ塩湖に多くの日本人を導くのでしょうか。

　また以前、タイの友人を桜見のため、一般公開された東京の皇居に連れて行った際、「どこがパレス（宮殿）なんだ」と揶揄されたことがありました。金ピカでこそ王朝の威厳を感じるというタイ人の感覚には、白い壁に黒い屋根瓦だけの皇居が何ともみすぼらしく見えたのも無理はない、と思いました。タイ人の感覚が世界標準なのだと思います。それに対し、「わび・さび」といった特異な美意識を持つ日本人には、極めて異質な視覚の特徴があるのではないか、と想像します。

　ついでながら、触覚にも、日本人の特性があるかもしれません。雄のニワトリは、胎児のときにペニスのもとができるのですが、時間を経ると、それが委縮し、孵化する頃にはほとんど外部から見えなくなります。そのため、生まれた直後のヒヨコは、雌雄の鑑別が極めてむずかしくなります。世界では、日本だけにヒヨコ鑑定士という資格が存在し、ヒヨコの肛門部の微妙な触覚を頼りに雌雄を区別する極めて熟練を要する技術があるのです。こんな技術を見出した日本人だからこそ、触覚に関しても、特殊な技能を持ち合わせているのではないかと思います。

（4）究極の脳の幸福感

瞑想のはじめはα波、深まるとγ波に移行、幸福感を高めるセロトニンも分泌

　さて再び、脳科学の立ち位置に戻り、今度は、幸福について考えてみましょう。幸せとは、結局のところ、私たちの脳がどのように幸せを感じられるのか、ということではないでしょうか。

　傍から見て、不幸だと思われる状況に置かれていようとも、本人の脳が幸福感を感じていれば、それ以上のことはありません。最近の脳科学の進歩により、脳が究極の幸福を味わうとは、どういうことなのか、が少しずつ解明されてきました。脳の神経細胞は、微弱な周期性のある電流を出すことが知られています。これを脳波といい、その周波数の幅により、5つ

に分類されています。これにより、出ているのがどの脳波なのかを感知すれば、脳がどのような状態にあるのかを判定することができます。日常生活を営んでいるときの私たちの脳からは、ベータ（β）波が放出されています。リラックスした状態になると、アルファ（α）波に移行します。そこから睡眠に陥るとシータ（θ）波、さらに深い眠りに陥るとデルタ（δ）波が出てきます。

　興味深いのは、瞑想をしているときの脳波です。瞑想をはじめると、最初は脳がリラックスして周波数の遅いα波を出します。やがて、瞑想状態が深まると、周波数のとても速いガンマ（γ）波に移行することが知られています。γ波は、脳が高度にエネルギーを高め、集中している状態にあることを示しています。このとき、脳内には、心の安らぎや幸福感を高めるセロトニンや、円満な人間関係の際に放出されるオキシトシンも出ています。そのため、瞑想が最も深みに達したときには、何ともいえない至高な快感、幸福感が得られるのだそうです。

　現代人は、さまざまな思いに囚われ、脳が極度に疲労しているといわれています。最近、脳が疲労している原因が明らかとなりました。それは、脳の内側前頭前野と後帯状皮質と呼ばれる「Default Mode Network〈DMN〉」が安静時でも活性化している状態が続くことにより、脳が休みをとれず、疲労が蓄積していく、という機序です。DMNが興奮状態にあると、常に認知のプロセスである「システム1」がアイドリング状態にあり、自動思考が常に生じていて、雑念が常に沸き起こった状態になってしまいます。睡眠をとっても、脳が活性化されていて、エネルギーの6〜8割が常に消費されているのですから、眠っても疲れはとれません。

　こうした常態が継続することにより、現代人は神経をすり減らしていると考えられています。

同じ世界の同じ物事でも人それぞれが違った姿で眺めている

　これを解消する方法として、推奨されているものが、瞑想です。最近ではアメリカの一流企業も、社員の健康管理に瞑想法を導入しています。

脳の疲労を除去する目的で実施される瞑想は、「マインドフルネス」といわれています。

　かつて、インドで宇宙の原理（ブラフマン）と一体になる目的で「ヨーガ」の瞑想法がはじまったと伝えられています。その後、仏陀の経験にもとづき、仏教の修行の中に瞑想法が取り入れられ、これが中国や日本に伝来して、禅となりました。

　只々ひたすらに座禅せよ、という意味の「只管打坐」という言葉があるように、座禅は目的を持ちません。マインドフルネスが脳の疲労を除去する目的を持ち、ヨーガが自然と一体化する目的を持つのとは異なり、禅による座禅は一切、目的を持たず、ただひたすら座り、瞑想することだけを指すのだといいます。

　したがって、座ること自体が目的化しているともいえ、座禅は決まったルールで瞑想するものです。マインドフルネスをやっても、「神経を集中できず脳の疲労を除去できないから、自分には瞑想は向いていないのだ」と嘆く人には、目的を持たない座禅のほうが適しているかもしれません。最近では、音波を利用して脳波をコントロールし、瞑想効果を高める研究も、盛んに実施されています。近い将来、誰もが簡単に深い瞑想に入り、至高の幸福感を味わえるときが来るかもしれません。

　さてここでは、脳の機能の概要を見てきました。ポイントを指摘するなら、身の回りの世界からの情報は、情報そのものではなく、電気信号あるいは化学刺激に変換されたものを、各々の脳がその癖でもって処理して判断しているということです。その脳の癖は、遺伝や生まれ育ったそれまでの学習、体験、環境の中でつくられてきたものであり、同じ世界の同じ物事でも人それぞれが違った姿で眺めている、ということがいえます。そして、人が幸せを感じるとは、脳が幸福感をどのように感じるのか、ということでもあります。

　したがって、この章で問題としている人生の意味や生き方を表すスピリチュアルヘルスは、人それぞれ異なっているわけで、その帰結として、より良く生きることも幸福もすべて人それぞれ固有のものであり、個々人が求めていかなければならない、ということになるでしょう。

9. 幸福に欠かせない自己決定

自己決定したと意識される0.35秒前に意思決定を促す準備電位が表出

　最近、実施されている各国民の幸福感を計測する多くの国際的調査票には、自己決定に関する質問が入っています。それは、自己決定が「より良く生きること／幸せ」に欠くことのできない要因と考えられてきているからです。

　西村和雄らの実施した2万人の日本人を対象とした調査でも、健康、人間関係に次ぐ要因として、所得や学歴よりも、自己決定が幸福度に強い影響を与えていることが示されました。また、スピリチュアルヘルスにおける自分自身の生き方を自己選択する行為は、自己決定のプロセスそのものといえます。

　この自己決定は、脳科学的にはどのようにして起こるのでしょうか。アメリカの脳生理学者であるベンジャミン・リベット（B. Libet）は1983年、『Brain』という神経科学雑誌に『脳活動（準備電位）の発動に関する意思決定の時間：自由意思行動の無意識な始動』と題する論文を発表しました。彼によると、自由意思によって自己決定したと意識されるわずか0.35秒前に、実は無意識な状況下で意思決定を促す準備電位が表れていた、といいます。これは、研究者の間で大激論を引き起こしました。

　というのも、ほんのわずかであっても、自己決定したと認知する前に無意識のうちに脳が反応していたことになるからです。彼の発表以降、同様な研究結果が相次いで示され、現在では意識的自己決定の前に無意識な自己決定がなされていることが認められています。

自己決定は意識下、無意識下にかかわらず生き方の選択に欠かせない要素

　人の認知や反応行動の多くは無意識の世界で決められているらしいことは、昔から知られていました。しかし、意識がどうして生まれるのかまだ未解明なため、無意識下の決定プロセスもまだ全貌が解明されているわけ

ではありません。

　マルチェッロ・マッスィミーニ（M. Massimini）とジュリオ・トノーニ（G. Tononi）が著書『意識はいつ生まれるのか』で主張しているように、脳にバラバラに散在する情報が一つに統合されるときに意識が発生する、というかなり有力な理論もあります。

　この理論によると、夢を見ているときのように情報がバラバラで統合されていないときが無意識な状況といいます。あるいは、コンピュータは情報をたくさん蓄積していますが、それが統合化されていないからコンピュータは意識を持っていない無機物だというのです。

　また、前述した道徳心の理論を提唱したハイトは、決定する主体の自己そのものが心と体、右脳と左脳、新皮質と旧皮質、意識が統制しているプロセスと、無意識下で大半が自動化されたプロセスの自己分裂が絶えず生じているのである、と述べています。しかも、人の心の働きを分析すると、意識下の理性ではなく、無意識下の情動が多くを決している、ということも明らかにしています。

　意識下であるか、無意識下であるかのいずれにせよ、自身の生き方を選択するには自己決定は欠かせない要素の一つである、ということは間違いありません。

　前節で、脳の癖は人それぞれに異なることから、生き方を決める人生の選択肢も当然、異なることが示唆されました。それであれば、スピリチュアルヘルスの選択肢を選ぶ際も、各自が自己決定で選ぶことが必要なはずです。本書第２章の図４「プライマリヘルスケアとヘルスプロモーションの自律的制御モデル」では、主に人々の協調行動に主眼を置いた考察を進めましたが、この図は個人が自己決定でスピリチュアルヘルスを向上させるプロセスにも当てはまります。

　各種の資源を使いながら、個人の能力や技能からなる人的資本を高め、他人との関係からなる社会関係資本を高め、必要があるときには保健システムを利用しつつ、個人のスピリチュアルヘルスを自律的に向上させることが可能というわけです。スピリチュアルヘルスとは、生き方を自己選択していくヘルスなのですから…。

死に逝くときのQODDの充実に向けた自律的制御

　このヘルスプロモーションの自律的制御モデルは、「生きる」ためだけではなく、「死に逝く」ときにも成り立つと考えられます。

　この世に生を受けた瞬間から、人は必ず死ぬという宿命を負っています。あるいは、遺伝的にプログラムされた細胞が、個体の状態を良好に保持するため、自分の役割が終わった瞬間、自殺を遂げるという現象があります。これをアポトーシスといいます。毎日、私たちの体のどこかで、体全体の生を支えるために細胞が死を迎えています。個体レベルだけでなく、細胞レベルで見ても生と死とは、事実一体の関係にあるのです。

　こう考えると、人生のレベルでもより良く生きた（QOL）暁には、「より良く逝く（Quality of Death and Dying〈QODD〉）」が待っているのではないでしょうか。あらゆることとの関係が良好であれば、良好な関係性の中で、人は死を迎えることができますが、借金、喧嘩、憎しみなどのネガティブな関係の中で生きてくれば、最後の死も穏やかに迎えることはむずかしくなるような気がします。

　私は大学の授業の中で、倉本聰脚本のフジテレビ系ドラマ『風のガーデン』のDVDを見せています。俳優の緒形拳が在宅で緩和医療をしている医師として登場し、自宅で家族に見守られながら、がんで死亡するある高齢者の看取り役を演じています。息を引き取ったとき、家族から拍手が起こるシーンを見せて、私は学生たちに「なぜ、この高齢者は死んだにもかかわらず、家族や孫から拍手されるんだろうか？」と問い、「死んでもみんなから慕われるような死に方とは何だろうか？」という問題提起をしています。その狙いは、QOLとはQODDでもあるということ、すなわち、より良い逝き方ができるには、生前からより良く生きているからなのではないかということを、学生に考えてもらいたいからです。なお、緒形拳は、撮影時に自身もがんの末期状態でしたが、そのことを撮影現場にいた誰にも話していなかったそうです。そして、ドラマの放送開始の直前に亡くなりました。彼は間近に自分の死に逝く姿を想像しながら、看取りの医師役を演じていたのではないか、と想像しています。

最近では、核家族化や単身世帯の増加の中で、一人で亡くなる人が増えています。しかも、NHKが調べた調査によると、たった一人で亡くなる身元不明な無縁死は、年間３万2,000人にも上るといわれています。そのため、生前に自分の終末期や死後への備えを、エンディングノートに書き止めることが推奨されています。また、終末期の７割の患者が自身の自己決定ができていないという事実から、生前に治療や療養方法について家族と話し合っておく「人生会議（Advance Care Planning〈ACP〉）」を持ったり、「終活」が勧められたりするようになってきました。

　そのためにも、自己決定ができる時期に、あらゆる資源や保健システム（かかりつけ医師などへの相談）を活用し、QODDの充実に向けた自律的制御の状態にしておくことが求められています。

10. ヘルスプロモーションの空観モデル

スピリチュアルヘルス向上のための3つの方策

　ここまで眺めてきたので、いよいよヘルスプロモーションとスピリチュアルヘルスとの関わりについて、考察してみましょう。

　本章では、人生の目的や意味づけ、生き方の自己選択を問うスピリチュアルヘルスを向上させることが健康の上位に来る「より良く生きること／幸福」につながる必須の前提条件であるとの考え方から、スピリチュアルヘルス向上のための方策について検討してきました。まとめると、次の３つの方策があるのではないかと考えられます。

・第1の方策＝健康の決定要因である因果律モデルの再考

　第１の方策は、健康の決定要因である因果律モデルの再考です。仏陀が経験したごとく因果律を正しく理解し、頭だけではなく、腑に落とすことによって、自己存在のありようを正しく理解できるようになることが、スピリチュアルヘルスにとって、まずは必要だということです。本当の因果律とは、ナーガールジュナが仏陀の思想を洗練させた「空」の考え方にもとづくと述べましたが、この空観は、現代物理学が到達した原理と極めて

類似していることから、一宗教の教義という枠を超えて普遍性を帯び、信頼に値し得る可能性を十分に有していると説明しました。すなわち、すべての物事は、相互依存の関係性の中でのみ存在しており、双方向型因果律という物事の道理を理解することが重要であるということです。

　要するに、自分の存在は、他人や周りの存在により支えられているのであり、決して自分が孤立して存在しているわけではない、と知ることが大切なのですが、それは具体的には、どういうことでしょうか。

　すべての人には、例外なく父親と母親が存在しています。父と母のさらにその前には、２人の祖父と２人の祖母がいます。さらに、その前へ前へと10世代も遡ると、祖先は1024人にもなり、さらに10世代遡ると104万8,576人にも上ります。これだけ大勢の祖父母たちが出会い、愛し合い、子どもを慈しみ育て、語り合い、学び合い、そして、今の自分がいるのだ、という人生観を空観は説きます。つまり、偶然の積み重ねが今の自分という存在を形成しているということです。

　また、因果律を腑に落とすとは、自分の思い通りにならない因果があると理解することでもあります。コントロールできない原因も結果もあります。それに苛立つのではなく、冷静に世の理を悟ることが大切です。例えば、どんなに努力しても、正しくあっても、結果的に自分が不当に評価されることだってあります。しかし、「自分はこんなにも努力してきた」「自分は絶対に正しい」と自分の努力や正しさにこだわり続けると、人はいつの間にか自己を過大評価するようになり、つい他人を見下すようになる場合があります。そういう心境のとき、他人から評価されないと、人を恨み、運命を恨むようになりがちです。

　しかし空観によれば、それは自分に見えていない要因が関連する評価なのだと冷静に認識しなければならない、という解釈ができます。西遊記に出てくる孫悟空は、怒りや憎しみを表す瞋（しん）の化身として登場しますが、空を悟る（悟空）ことで怒りにも実体がないということを理解するようになりました。これは、怒りを抑えることの大切さを教示しています。

　社会心理学者の加藤諦三は、現代社会の人々は幼児化しており、世界観が狭くなっているのではないか、としています。彼の指摘の通り、因果律

を拡大するように世界観を拡大し、広い視野を獲得する努力が、現代社会には必要なのでしょう。

　このように、空観の教えは、世の中を冷静に認識し、また自分の命は多くの人とのつながりの中にあり、多くの人や自然によって生かされていると感謝の念を持つことが、より良く生きる、あるいは幸福になれる道であると説いているのです。ヘルスプロモーションの表現でいうならば、自己存在は、単純な決定要因の因果で構築されているのではなく、奇跡とも思えるような数々の恩恵の双方型因果関係の中で成り立っているわけで、それを正しく認知し、感謝することによって、命を輝かせるスピリチュアルヘルスは体現できる、といい換えることができます。

・第2の方策＝サリュタリー要因に介入し、人生の意味や生き方を選択する

　第2の方策は、ヘルスプロモーションに本来あるポジティブな決定要因、サリュタリー要因に介入し、人生の意味や生き方を選択するスピリチュアルヘルスを向上させることが重要だ、ということです。

　これらの要因は、人間の脳に備わった快感回路を刺激することで改善され、その結果、脳に幸福感や満足感が生み出される、ということが本章での説明で理解いただけたでしょう。

　さらに、認知プロセスの「システム1」による自動思考が歪んでいるならば、認知の仕方の癖がわかり、どこに歪みがあるのか、を知ることも必要です。身の回りの世界にある同じ物事から情報を得ても、人は歩んできた人生の中で刻印された脳の癖から、認知の仕方も異なる、ということも説明しました。つまり、脳が把握した世界こそが、その人にとっての真実の世界なのです。性格も、価値観の基準となる道徳心も、脳の判断によるのです。

　また世界の中で、とくに日本語を話す日本人は、自然の音が会話として処理されるという独特な脳の機能を有しています。自然に対する豊かな感受性を楽しむ特権が与えられている、といい換えることができるかもしれません。

・第3の方策＝自分で人生に意味づけし、生き方を自己選択する

　第3の方策は、より良く生きるだけではなく、より良く逝くためのスピ

リチュアルヘルスの向上に欠かせないこととして、個々人が自分で人生に意味づけを与え、生き方を自己選択することが重要だ、ということです。それは、自己決定による生き方の選択が阻害されるときに、スピリチュアルヘルスが障害を受けると考えられるからです。

　しかし一方で、第1の方策で見たように、自分ではどうすることもできない因果律に生きているわけですから、人生の大半が思い通りに自己決定できないということも事実です。むしろ、コントロールできない因果律のほうがずっと多いでしょう。とはいえ、その中に僅かに残された余地を使って、生き方の自己選択をするという覚悟が、ここでは問われているのだと思います。

　そして、こうした3つのアプローチが実現可能であるためには、置かれた環境も忘れてはならない前提条件になります。オタワ憲章に、「健康のための基本的な条件と資源は、平和、住居、教育、食糧、収入、安定したエコシステム、持続可能な資源、そして社会正義と公正である。健康の改善には、こうした前提条件の確かな基盤が必要となる」と記されている通りです。

　戦火の中や、地球温暖化による不安定な生態系の中では、健康の改善、ましてやより良く生きること、幸福の追求が望めないのは、いうまでもありません。

「より良く生きること／幸せ」は、「探すもの」ではなく、「つくり出すもの」

　これらを要約すると、正しく因果律を理解する「知性」、ポジティブに脳を楽しませ元気づける「感性」、そして自己決定をする「意志」が、スピリチュアルヘルス向上には必要である、ということになります。

　この知情意は、哲学者カントが最初にまとめ上げた人間の3つの能力として知られ、このバランスをとることが大切であると主張しました。どれが欠けても不都合であり、その調和が求められます。

　また前述したように健康とは、身体的physical、精神的mental、社会的social、それに性に関するsexual（妊娠適齢期の人たちには性と生殖に関す

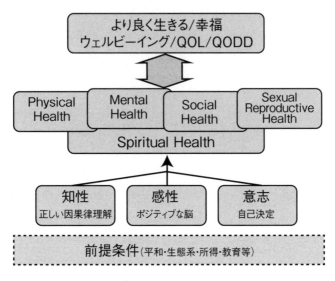

図10　ヘルスプロモーションにおける空観モデル

る健康としてのreproductive）を加えた４つのヘルスの根底に、知情意の
バランスの上に成り立つスピリチュアルヘルスが関連することによって、
「より良く生きること／幸せ」を実感できる土台がつくられるのだと考え
られます。しかも、これらの要素は、どれも独立した関係にはなく、まさ
に混然一体の双方向型因果律の関係にあるものであり、これを分析的に捉
えるのではなく、全体を一体として把握することが真実に近いのだろうと
考えます。

　これを本稿では、**図10**「ヘルスプロモーションにおける空観モデル」と
してまとめました。このモデルをもとに、幸せは「探すもの」ではなく、
「つくり出すもの」にしたいものです。

置かれた環境が、生じた出来事が、どんな人生を期待しているか

　スピリチュアルヘルスと空観モデルを提示したところで、ヴィクトー
ル・フランクル（V. Frankl）に触れないわけにはいきません。
　彼は、オーストリア出身のユダヤ人であったため、ナチス党により、ア

ウシュビッツならびにダッハウの収容所で捕虜となり、過酷な強制労働を強いられました。精神科医で心理学者でもあったことから、収容者の心理を冷静に克明に観察し、解放後、そのときの経験を『夜と霧』に著しました。いつ死んでもおかしくない極限の状況の中で、彼は生きることの意味を追求しました。

そこで彼は、生きるとはどういうことか、という問いに対し、一つの回答を得たと述べています。その答えは、彼のみならず、ほかの収容者にも当てはまるものであり、死と隣り合わせの状況下でただ唯一、生を破棄して自己破綻や精神崩壊することから救ってくれたものであった、と振り返っています。

彼が収容所で見つけた回答とは、何だったのでしょうか。それは、「私たちが生きていることから何かを期待するかではなく、むしろ、ひたすら生きていることが私たちから何を期待しているか」に瞬間ごとに、そして常に、具体的に応答することである、と述べています。また、自分の生きていく目的は何かを追及したところで、何も回答を得ることはできない、とまでいっています。

つまり、自分の人生に何か良いことが起きないものか、と受動的に期待して待つのではなく、自分が置かれた環境が、生じた出来事が、自分にどんな人生を歩んでほしいと期待しているのか、そのことに能動的に真摯に瞬時瞬時に応答していくことが生きるという意味であり、人生の目的なのだ、というわけです。

こうした彼のスピリチュアルヘルスへの回答に対し、精神論的であると批判する声があるのも事実ですが、彼の主張が世界中の実に多くの人々へ共感と励ましを与えたことも事実です。

フランクルの貴重な経験から得た教訓を、ヘルスプロモーションに大いに取り入れ、幸せは探すものではなく、つくり出すものだ、という理解を深めていきたいと思います。

第6章
近未来における
ヘルスプロモーションの展開

不確実性を前提としつつ、明日のヘルスプロモーションの姿を考える

　最終章では、これまで述べてきた５つのモデルをもとに、近未来のヘルスプロモーションの姿を描いてみたいと思います。

　世界的にベストセラーとなったハンス・ロスリング（Hans Rosling）らが著した『ファクトフルネス』によると、死亡率が低減し、貧困も減少するなど、世界は人々が想像していたよりも、はるかに良い方向に進んでいるのだそうです。そんな世界ではありますが、今や政治体制が異なる米国と中国という２つの超大国の覇権争いが顕著となり、世界経済の不透明感が増し、新型コロナウイルス感染症の世界的な席巻もあらゆる社会経済のありようや生活の仕方に激変を迫りました。そして、人種間や貧富間の格差がますます広がり、さらには、いよいよ暴走しはじめたかに見える地球規模の気候変動も自然災害を頻繁に引き起こしているように思えます。

　確かに人類には、進歩があるという反面、先行きの見えない私たちの世界・地球の将来はどのようなものになるのかという不確実性も存在しており、それを専門家ですら正確に描写することが困難な状況にあるように思えます。なぜなら、未来を予見する変数があまりにも無数にあり、その変化が予想以上に激しいからです。未来には、不確実性があることを前提としながらも、本書で扱ってきたモデルの考えをもとに、近未来のわが国におけるヘルスプロモーションの姿を考えてみましょう。

　はじめに改めて５つのモデルの要点を振り返り、次いで世界や日本における近未来の姿を概観して、そうした世相を背景に健康改善を進めるための基本的な考え方を検討します。そして、それにもとづく政策の方向性を

考え、最後にヘルスプロモーションの具体策について、私見を述べてみたいと思います。

1.「5つのモデル」の振り返り

「プライマリヘルスケアとヘルスプロモーションの双方向モデル」

　本節では、5つのモデルの要点を簡単にまとめておきます。

　最初に示した「プライマリヘルスケアとヘルスプロモーションの双方向モデル」（47ページ**図1参照**）では、ヘルスプロモーションの理念が「社会の保健化」を求めること、そしてプライマリヘルスケアの理念が「保健の社会化」を追求することとたとえ、両者はコインの裏表の関係にあると述べました。また、ヘルスと社会の橋渡しが公衆衛生の役割であると捉えるならば、「ヘルス⇒社会」はプライマリヘルスケアが担い、「社会⇒ヘルス」はヘルスプロモーションが担うという双方向の関係にあり、両戦略はまさに公衆衛生の基幹となる指針を示していると指摘しました。すべての健康政策は、この両戦略に網羅されている、ということです。

　さらに、プライマリヘルスケアは、保健医療の主導権を民衆へ移譲する使命を持つことから、患者主体・住民主体の保健医療を強調するものであり、この理念は、高所得国にも十分に適応されるものであることを確認しました。そして、ヘルスプロモーションが、生活圏に散在する健康の決定要因への介入を実施することを通して教育と環境整備を推進するものであり、この理念は、低中所得国にも必須の戦略であるということを述べました。

　すなわち両戦略は、高所得国、低中所得国を問わず、広く人類社会に必要であるということがいえます。

「自律的制御モデル」と「因果律モデル」

　「プライマリヘルスケアとヘルスプロモーションの自律的制御モデル」（98ページ**図4参照**）では、健康の当事者が、主体的に健康の決定要因へ介

入することによって、はじめて健康を改善できることが経験的に知られている、と説明しました。個々人は、自身の潜在能力を高めることで人的資本を蓄え、同時に、人々との協調を通して社会的絆である社会関係資本を蓄積することによって、健康を向上させることができる、というプロセスについて概観しました。

専門家と当事者が協働して意思決定に参画するためのさまざまな多角的手法が開発されており、これらを用途に応じて活用することによって、プライマリヘルスケア活動とヘルスプロモーション活動を進めることができます。

また、両者の活動の実現可能性や持続性を高めるため、組織や行政のマネジメント活動も併せて実施することの重要性を強調しました。この3つの活動パーツを組み合わせることで、あらゆる健康事業が実践できる、ということも示しました。

また、「プライマリヘルスケアとヘルスプロモーションの因果律モデル」（**1層モデル：105ページ図5、2層モデル：128ページ図6参照**）では、あらゆる科学の基本原理である因果律を健康科学へ適用させたものがヘルスプロモーションであると解説しました。

先ほどの「双方向モデル」では、プライマリヘルスケアとヘルスプロモーションを方向の異なるベクトルとして図示したわけですが、この「因果律モデル」では、並列に表記しました。これと関係し、多様な健康の決定要因を介入する手段として、セッティングズ・アプローチやヘルス・イン・オールポリシーズが世界で展開されていることも紹介しつつ、戦後の日本が短期間のうちに劇的に健康を改善できた理由や、佐久総合病院や旧沢内村が成功した理由は、このモデルを使うことによって、健康の決定要因に多角的に介入していたからだ、ということを検証しました。

さらに、決定要因を広くリストアップし、個々の要因の発生確率を検討することにより、健康への影響を推測するリスクマネジメントに利用できることも示しました。このモデルは結局、健康の決定要因を広く眺め、集団や地域の健康を考えるときに使えるツールであり、これこそが公衆衛生マインドに立ったアプローチである、ということを説明しました。

このような点から、公衆衛生の診断手段としての疫学の基本的考え方も因果律と説明でき、「因果律モデル」がヘルスプロモーションの科学としての顔である、ということがご理解いただけたと思います。

「ヘルスプロモーションの持続可能な健康指向型社会モデル」

「ヘルスプロモーションの持続可能な健康指向型社会モデル」（171ページ**図8参照**）では、SDGsが持つユニバーサリティという不可避の特徴と、その限界を補強するためのコンバージェンスの取り組みについて説明しました。コンバージェンスの事例として、SDGsでとくに世界中がその強化に尽力しているユニバーサルヘルスカバレッジと、MDGsで課題が残されてしまった母子保健と感染症への取り組みとして『Lancet』チームが進めているグランドコンバージェンスについて詳細に解説しました。

そして、持続可能性を達成するには、社会的公正、環境保全、経済成長のトリレンマを解決することが求められており、これら3者の共通項に超越価値として健康を置けば、3者の並立が可能となり、持続可能な近未来社会が構築されるのではないか、という提案をしました。

さらに、人類の存在そのものが健康への最大脅威を与えつつある気候変動等のリスクに対処するOne HealthやPlanetary Healthといった新たな健康概念についても言及しました。

加えて、このような時代だからこそ、ヘルスプロモーションはこのモデルに即して、地球環境の問題にも積極的にコミットしていくべきであろう、という提案もしました。

「ヘルスプロモーションの空観モデル」

最後の「ヘルスプロモーションの空観モデル」（236ページ**図10参照**）は、これまでのモデルとは異なり、学際的知見を盛り込んだ私案を述べさせてもらいました。健康の上位に来る「より良く生きること／幸せになること」にヘルスプロモーションはどのように応答することができるのかを考察し

ました。そこでは健康と健康の上位に来るものを連結する概念として、WHOのスピリチュアルヘルスを提案しました。人生の目的、生きる意味を捉えることに加え、生き方の自己選択という定義を考察しました。

　現代科学にも類似する仏陀の発見した空観が説く人生や生き方を構築する双方向型因果律を理解し、これを腑に落とすこと（知）、ポジティブな心理状態を維持すること（情）、そして自己決定を重視すること（意）により、人はスピリチュアルヘルスを増進し、これがより良く生きることや幸福につながっていく、というモデルを考えたわけです。

　しかし、著者にとってこの最後のモデル構築が最も困難で、まだまだ改善の余地があると自覚しています。

　翻って見れば、どのモデルもいまだ不完全なものであり、今後改善していくべき点が多分に残されていると思います。賢明な読者のみなさんからもモデルへの忌憚ないご批判を頂戴しながら、ヘルスプロモーションのさらなる深化を図って参りたいと願っています。

2. 近未来社会とヘルスプロモーション

ヘルスプロモーション活動にも求められるデジタル技術の活用

　本節では、近未来社会の姿とそこで求められるヘルスプロモーション、とくに健康なまちづくりについて、広い視点から概観します。新しいキーワードが多数出てきますが、ご了承ください。

　人口減少・超高齢社会、厳しい財政制約等の諸課題が顕在化する中で、これからは、市民生活を支えるさまざまなサービス提供を持続的に確保する生活空間の創造がますます求められてきます。昨今は、第4次産業革命といわれるIoT（モノがインターネットにつながる）や人工知能（AI）、ロボット、ビックデータ解析、量子技術等の技術が急速に進歩しています。そして、これらの技術とデータを公共機関や民間組織が積極的に利活用して諸サービスを提供するスマートシティの構築が、世界やわが国でも進行しています。国土交通省によると、スマートシティとはIT技術を活用する

ことで全体として最適化が図られる持続可能な地域社会のことを指します。

その実現によって、人材不足と財源不足が補完でき、同時に、諸手続きがポスト・コロナの時代に相応しい非接触型となり、簡素化・迅速化も進んで、コスト削減に資するようにもなるはずです。加えて、小さなきっかけを与え、人々の行動変容を望ましい方向に促すナッジ理論を活用したり、利用者がデジタル化の効率や利便性、生産性向上を実感できたりすれば、デジタル技術の利活用はさらに進み、住民満足度をトータルに改善させることも期待できます。

また、現実世界（フィジカル空間）にいる個人が仮想世界（サイバー空間）にも存在するということをデジタルツインといいますが、この導入を進めて、両世界が高度に融合された社会の実現が求められています。日本政府は、これを「Society5.0」と呼んで、その実現を目指しています。後述しますが、ヘルスプロモーション活動にも、このデジタル技術の活用を積極的に取り込むことはできるでしょう。デジタル化の促進は、生活の質を大きく改善する無限の可能性を秘めています。

「市民の市民による市民のための民主的まちづくり」のために

その一方で、デジタル技術の促進は、負の側面をもたらす可能性も予想されています。

AIやロボテックの普及は、置換技術（人間の仕事やスキルを不要化する技術）であり、知識集約的産業の技術でもあるために、デジタル化の推進は特定の人々の雇用を消失させる可能性があります。雇用が奪われ続けると、社会の分断（デカップリング）を招きかねません。そのため、新たな分野で教育・人材への活用を図る必要があります。

ヘルスプロモーションにもとづく健康なまちづくり事業では、この教育と人材育成を健康と環境への雇用転換の中で実現することが可能なのではないでしょうか。「自律的制御モデル」で述べたように、ヘルスプロモーションによって、健康と環境に配慮した人的資本と社会関係資本への積極的投資を図ることで、社会の分断を防げるはずです。

デジタル技術によって、まちや組織を変革することを、デジタルトランスフォーメーション（DX）といいます。DXは、行政運営にイノベーションを起こすこともできます。DX導入によって、官と民が持つ情報の偏りを解消し、行政の透明性を高めることができるからです。例えば、すでにわが国でも自治体での採用がはじまっている参加型合意形成プラットフォーム（decidimなど）を活用することで、市民が直接、地域の課題解決の意思決定に参画できたり、分散型台帳と呼ばれるブロックチェーンの技術を活用すれば、個人情報を自分の手元で管理することが可能となり、データ主権を個人に戻したりすることもできるようになります。もちろん同時に、1980年以前の生まれでITに疎遠傾向のある「デジタル移民」と呼ばれる世代や、ITを利用できない「デジタル難民」が参加できるようなプラットフォームの設置が併せて不可欠となることは、いうまでもありません。

デジタル化はあくまで手段であり、その導入の意義は、「市民の市民による市民のための民主的まちづくり」を促進させることにあります。ヘルスプロモーションにとっても、DXによる民主化推進は親和性の高いテーマと指摘することができます。

健康と環境に配慮したまちに高齢者雇用や生きがいづくりの視点

他方、デジタル技術ばかりでは、神経を休める暇がありません。

人が心身の安らぎや幸福感を覚えるのは、良好な人間関係と同時に、快適な生活環境に包まれたときです。自然との接点は、長い進化の過程で人間の心身に刷り込まれた快適さに必須の要件です。デジタルやハイテクであることよりも、ときにはアナログでローテクな社会や自然と共存できる環境で過ごすことも、QOLの向上には不可欠です。

したがって、そのような環境も併存させるために、健康と環境に配慮した条件を整備することがますます求められていく、といえます。

すでに述べたように、健康と環境に配慮したまちづくりにおける人的資本と社会関係資本への投資を図る雇用創出策は、行政と市民組織や観光地域づくり法人（DMO）が連携して、市民が住みやすいと感じられる健康的

なまちづくりの取り組みと連動することになります。そのようにしてできたまちは、市民だけではなく、域外の人々にとっても、魅力的な社会となる可能性があり、健康ライフを楽しむ滞在型保養の需要も創出できるかもしれません。

　ヘルス事業と保養地事業で高齢者や障がい者らの積極的な雇用を促進することは、社会的役割を創出し、それを通して生きがいづくりを醸成していくことにも、大きく貢献できるはずです。とくに高齢者は、社会にとって貴重な人的資本であり、彼らの活力を積極的に生かす労働市場や仕組みをつくることも、超少子高齢社会においては不可欠な課題といえます。WHOは、高齢者の活用を「Turing Silver into Gold（シルバーをゴールドへ）」と表現しており、また性的少数者のLGBTQや外国籍住民らの社会参加を促した多様性（ダイバーシティ）を重視する包摂社会（インクルーシブな社会）は、まちに活力を与え、社会や経済の変動に対するレジリエンス（耐性と回復力）の確保にもつながる、と期待されています。

多世代型地域包括ケアシステムや災害に強靭なまちづくりも重要テーマ

　地域社会の健康づくりは、健康的な学校づくりを実施するなど、幼少期から開始すべきでしょう。「子どもが大人を変えるアプローチ（Child to Parents）」を採用し、子どもたちが親や大人の生活習慣を健康的に変容させていく運動の展開も、効果的です。さらに、地域の中小零細企業を含めた民間企業の健康経営を支援することにより、壮年層のメタボリック症候群対策を推進することも大切です。一方、高齢者に対しては、ロコモティブ症候群対策やフレイル予防の介護予防活動を、サロンや集会所などの設置を通して、コミュニティ内の社会関係資本の強化と同時に進めることも有効でしょう。

　現在、市町村では、地域包括ケアシステムの構築が進められていますが、後述するように、それは、高齢者ケアのためだけに限定したケアシステムなどにとどめず、障がい者や子育て世代、生活困窮者らの生活基盤をも支える、より包括的なシステムへと発展させることが期待されます。

一方、日本は、自然災害の多発国でもあります。災害に強靭なまちづくりも、ヘルスプロモーションにとっては重要なテーマといえます。したがって、地域包括ケアシステムを、東日本大震災の経験なども踏まえ、防災の観点から強化することも忘れてはなりません。今後、30年以内にマグニチュード8〜9クラスの南海トラフ巨大地震が発生する確率が70%（文科省地震調査研究指針本部予測）と高いことから、地震による防災対策（食糧・水・医療の確保等）の徹底も望まれます。また、気候変動により今後は、集中豪雨の発生頻度の増加が予想され、全国の多くの河川域が浸水を被る可能性も高くなっています。洪水浸水想定地区内での公共施設・避難施設の設定の見直しなどの対策も、まちづくりの大切な活動です。さらに、社会基盤の老朽化や人口減少が急速に進行することから、居住地のコンパクト化（コンパクトシティ）も図るべきでしょう。

　他方、地球温暖化による永久凍土融解や未開地の開拓などから、人類が未知なる病原体に接する機会も急速に拡大すると予想されています。今後は新型コロナウイルスと同様の新興・再興感染症の流行が頻繁に生じると懸念されています。科学的根拠にもとづいて「接触・蜜」を適度に避けた原則をまちづくりに取り入れることも必要になるでしょう。

地球温暖化や気候変動などのグローカルな課題にこそ、ヘルスプロモーションを！

　健康なまちづくりには、豊かな自然を保全しつつ、アフォーダンス理論（環境が人に与える意味づけ）が示すように、自ずと体を動かしたくなるような健康的で生態系に優しいグリーンインフラ（例えば、市街地の歩行者優先道の設置や、名所旧跡をつなぐグリーン歩道ベルトの設置など）を街中に整備することも、一案でしょう。こうしたインフラを整備することによって、国内外のビジネスパーソンがワーケーション（Work×Vacation）やブレジャー（Business×Leisure）に立ち寄る可能性も高まります。さらに、子育てにも良好な環境を整備すれば、外部から子育て世代の移住を見込むことも期待できるので、とくに地方の過疎地域では大きなメリットにつながるでしょう。

「持続可能な健康指向型社会モデル」の解説部分でも指摘してきたように、急速に進む地球温暖化と気候変動に関しては、グローカル（グローバルかつローカル）な問題であり、これからのヘルスプロモーションにおいても優先して対処すべき課題といえます。

ポスト・コロナ時代の経済復興と脱炭素を両立するためのグリーンリカバリーは、世界の戦略となりつつあります。その一環として、地方自治体は、ゼロカーボンシティ（2050年CO^2実質排出量をゼロ）を宣言することもできます。ネットゼロエネルギーハウスやビル（ZEH、ZEB）の建設促進や再生エネルギーへの積極的な投資、グリーンインフラにおける植林などを通じて、さらに脱炭素・循環型経済を積極的に推進し、持続可能な開発目標（SDGs）へ貢献することが求められます。脱炭素への国内外のトレンドシフトは、ESG（環境・社会・ガバナンス）を重視する企業への投資を急速に進行させています。すなわち、自治体と地方の金融機関が連携してESGに寄与する市民や民間の事業をさらに掘り起こすことが求められていきます。

ヘルスプロモーションは、このような新たな社会の動きとますます連動して、時代の要請に即したより新しい役割を担うことが強く求められている、といえます。

3. 生活環境病とヘルスプロモーション

低中所得国でより深刻、高所得国では世代間・貧富間の健康格差が拡大

前節では、近未来のヘルスプロモーションにもとづく健康的なまちづくりを広い視点で眺めましたが、ここでは、健康にもう少し焦点を絞った近未来のヘルスプロモーションについて考えてみましょう。

今日の世界は、高所得国のみならず、低中所得国においても、生活習慣病の世界的なパンデミックが生じています。WHOの報告によると、高所得国よりも低中所得国でより深刻な状況になっていることがわかります。

欧米などの高所得国においては、医学技術の進歩や生活習慣・生活環境

の改善によって、がん（悪性新生物）、脳血管性疾患、心疾患、糖尿病などの年齢調整死亡率が近年、低下傾向にあります。

　わが国も、同様の傾向を示しており、生活習慣病の年齢調整死亡率が徐々に低下しています。さらに、日本における糖尿病予備群の有病率も2007年度以降、減少傾向に転じるなど、国民の健康状況は確かに改善していると見て良いと思います。これは、生活習慣病に対するこれまでの予防対策が、ある程度、成功している結果であると考えられます。

　一方で、生活習慣病による全体の死亡実数や病気にかかる罹患数は、上昇の一途を辿っています。これらは、もっぱら高齢者数の増加に伴って起きている現象です。先ほどのような前進が見られる一方で、国民健康・栄養調査にもはっきりと示されていることですが、高齢者や若者など特定の年齢層で栄養状況が悪化し、低所得者の健康行動に課題が集積するなど、世代間・貧富間で健康格差が認められてきており、それが大きな問題となってきています。

「生活環境病」ならば、邪魔をしている社会経済的要因と環境要因への介入を！

　生活習慣病とは、その名が示す通り、身体活動習慣や食事習慣といった日々の生活行動の偏りによって引き起こされる疾病です。生活習慣の改善への国民的関心を引きつけるために、それまで成人病といわれてきた疾患群を1996年、当時の厚生省が生活習慣病へと名称を変更しました。

　前述のように、多くの国民が生活習慣に気をつけるようになったおかげで、生活習慣病による死亡率は、経年的には低下してきています（日本では、高齢者が増えたため、実数は増加しています）。ところが、運動や栄養を改善することの重要性を示す膨大なエビデンスが蓄積され、生活習慣の変容の必要性が国民に広く浸透されたにもかかわらず、とくに貧困者と高齢者や若者の一部の人たちにおいて、一向に生活習慣病が減少する兆しが現れてこないのは、なぜなのでしょうか。

　これらの人々の生活習慣にリスクが集積しやすい現状からは、彼らを非健康的な生活習慣に陥りやすくさせている要因、あるいは健康的な生活行

動の実行を阻害している要因の存在が示唆されます。それらの要因による関与が大きいからこそ、運動や栄養バランスが大切だとわかっていても、適切な行動変容を起こすことができないでいる、という実情があるのでしょう。人類の進化プロセスを鑑みると、ヒトの行動変容は環境への適応によって誘発されてきたので、生活環境が生活習慣や行動を規定する最も重要な要因であると考えられます。ある特定の集団に健康格差が生じている状況は、その集団の個々人が非健康的な生活習慣を継続せざるを得ない生活環境に晒されている、と見ることができます。

　「プライマリヘルスケアとヘルスプロモーションの因果律２層モデル」（128ページ**図６参照**）を使うなら、行動学的要因（ライフスタイル）が健康的に変容されることを、その基底にある社会経済的要因と環境要因が邪魔をしている、という構図が考えられます。具体的にいうと、低いヘルスリテラシーや経済的貧困状態、過重でストレスフルな労働環境、身体運動量を高めることがむずかしい生活環境とか、安くて高カロリーの食べ物や偏った食事などを誘発する要因が、行動変容を阻害しているということが考えられるのです。

　ということは、生活習慣病の対策には、行動学的要因への介入だけでは不十分であり、社会経済的要因や環境要因への介入なくして、解決は望めないということになります。いわば「生活習慣病」の根源的理由を考えるならば、むしろ「生活環境病」と呼ぶほうが適切です。この問題の真犯人は生活環境であって、それによる操作を背後から受けて、生活習慣が不健康的に振舞ってしまっているわけです。したがって今後は、生産・流通・価格などの視点も含めた食事の見直し、ライフワークバランスや仲間、インフラなどの視点も含めた生活習慣を取り巻く条件の総点検が必要であると思われます。

　このような視点こそ、ヘルスプロモーションが長らく指摘してきたことです。生活習慣への介入に関心を注いできたのに対し、これからのヘルスプロモーションにおいては、健康的な生活習慣の実行を阻害する生活環境要因（健康の社会的決定要因である社会経済的要因や環境要因）への介入にシフトさせて、その方向性をますます強化する必要があります。

これは、生活習慣の改善を「個人の責任」に押しつけてきたことを、生活環境の改善を「社会の責任」へと捉え直すことだ、と換言できます。健康格差の解決には、こうした思考の転換が不可欠です。

繰り返しになりますが、生活習慣の改善を阻む生活環境を改善することこそ、「双方向モデル」で述べた「社会の保健化」を目指すヘルスプロモーションにほかなりません。

4. ヘルスプロモーションが目指すべき政策の方向性

地域包括ケアシステムの包括化と、コンパクトシティやスマートシティの融合

前節で述べた基本的考え方を実践に落とし込むには、どのような政策的方向性が求められるのかを考えてみましょう。

健康的な生活習慣を阻害する生活環境を改善するためには、オタワ憲章およびバンコク憲章の理念に従い、コミュニティをベースとした地域展開を図ることが必要となります。すなわち、地域ごとに生活環境の改善を進め、生活習慣の改善を強く阻害する健康の社会経済的要因や環境要因をより健康を支援する環境へと改善する、という取り組みが欠かせません。

ところで、高齢者の介護問題を検討する中で、それぞれの地域の実情に合った医療・介護・予防・住まい・生活支援が確保される地域包括ケアシステムの整備を国が進めていることは、前節で触れました。

また、2015年の『新たな時代に対応した福祉の提供ビジョン』や2016年閣議決定の『ニッポン一億総活躍プラン』を実行する中で、地域包括ケアシステムの対象は、高齢者の医療・介護だけではなく、障害福祉、生活困窮者や子育て支援なども含めて、拡大されてきました。さらに昨今では、人々の生活基盤となる働き方、産業、交通、防災などをも含み、文字通り、地域全体を包括するシステムへと発展させる必要性についても、議論されるようになってきています。

一方で、少子高齢・人口減少のフェーズに入った日本では、社会全体の大転換が迫られており、第4次産業革命とも呼ばれるデジタル情報化の技

術等を活かした社会変革が求められています。具体的には、都市空間の縮小化を目指すコンパクトシティや、情報技術の積極的活用を図るスマートシティという形でその構築が進められていることを、前節で確認しました。

サブシステムが地域包括ケアシステムという大きな傘の下に重層化された姿

したがって、次世代のヘルスプロモーションは、人々の等身大の生活環境を基盤としながら、省庁横断的なマルチセクターによる地域包括ケアシステムづくりの動きと連動して、構想される必要があるのです。

すなわち、健康づくりや生活環境の改善を地域包括ケアシステムの活動と統合し、同時に、積極的なデジタル技術を活用した地域づくり・まちづくりを展開する必要があるわけです。

地域包括ケアシステムに統合化された健康づくりや生活環境改善の取り組みにおいては、世代を超え、高齢者世帯や母子家庭、貧困化が進行している高齢者や子ども、若者など社会的に脆弱な人々の健康改善を射程に置いた事業などを積極的に展開することが必要です。具体的には、すでに先進事例があるように、介護予防活動を子育て世代への支援事業と統合化したり、高齢者の役割や雇用の確保のためにも、子ども食堂の運営や幼稚園・保育園での絵本の読み聞かせなどに高齢者に参画してもらったりするといったさまざまな工夫が考えられるでしょう。

同じ地域に省庁ごと・事業ごとにいくつもの個別のシステムを乱立させるのではなく、子育て、医療介護、防災などのサブシステムが地域包括ケアシステムという大きな傘の下に重層化され、有機的に展開する姿が、来るべき時代のヘルスプロモーションの政策的方向性であると考えます。

高齢者ケアのために構想された地域包括ケアシステムは、長い人生を懸命に生きてきた高齢者の誰もが安心安全に人生の後半を暮らせるためのものであります。

そんな高齢者に優しいシステムだからこそ、子どもから壮年層に至る人たち、あるいは障がい者を含む、すべての人たちに人生の希望を与えるものになるのだと思います。

5. 近未来のヘルスプロモーションの展開

ビックデータとパーソナルデータをAI分析し、パーソナルベストが提案される近未来

　では、地域包括ケアシステムの傘下で、健康づくりや生活環境の改善を推進するためには、どうすれば良いのでしょうか。具体策について、検討してみましょう。

　生活環境を健康を支援する環境へと改善するには、インフラ整備などのハード面だけではなく、例えば、栄養バランスの良い食事が摂取できる農業や流通・販売への介入、ワークライフバランスを健全化する働き方改革などにもとづく職場での取り組みなどに加え、積極的なデジタル技術の活用を図るといった多様な取り組みが不可欠です。

　デジタル技術の活用に関しては、「Society 5.0」の中で、その考え方が具体的に示されています。すなわち、サイバー空間にあるビックデータバンクが、フィジカル空間の個々人のバイオデータや健康関連データ（ストレスなど心理的データも含む）をIoB（身体情報をインターネットにつなげる技術）で、また生活環境データをIoTで、それぞれ24時間汲み上げ、それらのパーソナルビックデータを人工知能AIで分析して、個々人の状況やニーズに適したオーダーメイドな健康に関する最善策（パーソナルベスト）を提示する、といった取り組みの提案です。

　要するに、サイバー空間に個々人の健康の守護神のようなAIがいて、健康状況を常に監視し、そして適切な相談や助言を与えてくれる、そんな近未来がやって来るのです。

オーダーメイドの提案がなされるAIが実装されるユビキタス社会では…

　こうした情報ネットワークにいつでもどこでも誰もが接続できる社会を、ユビキタス社会と呼びます。このユビキタス社会では、個人ごとで異なる生活環境に左右されやすかった生活習慣を、より健康的に変容することが期待できます。

すなわち、サイバー空間のAIが、「今日は食べ過ぎてますから、間食は控えましょう」とか「身体運動が少なくなっていますから、今日はひと駅手前で下車して、5,000歩多く歩いて帰ってみませんか？　35分の身体活動量アップになります」などと、具体的な個人指導をしてくれるようになるわけです。

　また、市町村ごとに異なる地域包括ケアシステムの特徴を活かした個人ごとの介護予防の提案を行うことも可能となります。つまり、AIの守護神が、「あなたの地域には、毎週火曜日に○○の同好会があるから、あなたと趣味を同じくする10人に出会うために今度、参加してみませんか？」といった個別の地域情報を、その個人のADL（日常生活動作）や身体活動、社会活動等の実態を踏まえた形で、具体的に提供してくれるのです。

　現在、国で進められている「Society 5.0」を踏まえたスーパーシティ構想では、そのような具体像の実装が目指されています。

　ところで、「結果にコミットする（結果を出すことを約束する）」というCMでお馴染みのフィットネスジム「RIZAP」をご存知でしょうか。同社は、徹底したカウンセリングとコーチングを通して、ボディメイクを実現している企業です。単に体重を減少させるというネガティブな発想から脱し、その先にある痩せた後の理想の自分の姿のイメージを抱かせるようなポジティブな心理的アプローチを基盤とした指導が、その成功の秘訣だ、といわれています。

　最近では、マルチモーダルという新技術の導入で、AIにも五感が付与されはじめており、「RIZAP」のような、より人間らしく対応ができるAIの登場も、夢物語ではなくなりつつあるようです。それが実現できれば、AI守護神は、まさに「RIZAP」のような人に寄り添う細やかなサービスを提供してくれるようになるのではないでしょうか。

　とはいっても、機械やコンピュータに人生や健康を指示されたくない、と思われる人もいるでしょう。あるいは、AIがハッカー攻撃を受け、個人情報が漏洩したり、悪用されたりするリスクも考えられます。AIを社会実装するには、まだまだ課題が多いことも事実です。

　しかし翻ってみれば、これからの時代は、それらの問題さえクリアでき

れば、ユビキタス社会がますます進展し、AIが生活の隅々にまで浸透していくに違いありません。一方で、ポスト・コロナの時代にあって、各国の社会保障の懐事情がますます厳しくなり、わが国おいても人口減少の社会にあって、個々人に細やかに丁寧に寄り添ってくれる保健師や栄養士等の専門家の増加を望むことは、現実的にも困難です。

効果的かつ効率的に健康を改善できる従来とは異なるまったく新たな方策を考え、実現しなければ、持続可能な社会を創造していくことができないのも事実です。その一つの解決策が、デジタル技術、AIの活用だと思います。

生活環境病や健康格差を解決する次世代型ヘルスプロモーションの扉が開く

ところでAIは、個々人への対応だけではなく、人々のつながりにも貢献してくれるでしょうか。「自律的制御モデル」で示したように、AIの助けにより、人的資本が高まるだけではなく、人々とのつながりを強化する社会関係資本を高めることは、できるのでしょうか。協調行動を取ることで生活環境とそれに連動する生活環境を地域ぐるみで自律的制御していくことに、AIは貢献できるのでしょうか。

そして、脳科学、心理学、果ては宗教、コミュニケーション学など、人の心や人との会話を学習した守護神AIは、私たちの幸福についても、ともに考えてくれるようになる日が来るのでしょうか。さらには、「空観モデル」が描くような知情意を理解したAIを開発することは、そもそも可能なのでしょうか…疑問は尽きません。

AIなどのデジタル技術は所詮、道具でしかありません。道具を適切に使えるかどうかは、私たち次第です。道具を人々の健康と幸せのために適確に使うためには、本書で幾重にも論じてきたプライマリヘルスケアとヘルスプロモーションにある「すべての人が健康でよりよく生きる」という健康哲学にしっかりと立脚することが最も大切です。その前提の上で、私たちは道具の活用を考えるべきでしょう。

時代は、間違いなく大きく動いています。人類は、新たな時代の扉を開

けつつあります。その扉の向こう側に、地域包括ケアシステムの上で生活環境病や健康格差を、デジタル技術を利用しながら、地域社会の人々が行動をともにしながら解決していけるような、持続可能な次世代型ヘルスプロモーションの姿が少しずつ現れはじめているのではないか、私はそんな予感がしています。

おわりに

　広大な宇宙には、不変な原理がある。その原理は、宇宙のすべてを司っている。この宇宙原理をオランダの哲学者スピノザは神と呼びました。かのアインシュタイン博士やホーキング博士が信じた神です。仏陀は、スピノザの神の１つを発見し、それを法と名付けました。この法こそが因果律です。因果律が、富士の裾野のごとく広大で、駿河湾のごとく深淵であるのと同じように、因果律に立つヘルスプロモーションが多くの示唆を与えてくれることの一端を、本書では紹介してきました。

　本書の題名を『ヘルスプロモーションの原点回帰』としたのは、因果律の健康科学への適用であるヘルスプロモーションの原点に立ち戻り、そこからこの戦略がいかに広大で深遠であるか、ということをまずは読者とともに、改めて味わい、楽しみたい、と思ったためです。それが執筆のきっかけでした。しかし、ここで述べたことは当然のことながら、ヘルスプロモーションのすべてを網羅したものでは、決してありません。それは、数年の頻度でWHO主催の国際会議が開催され、世界の英知を結集しながら、ヘルスプロモーションが進化し、時代の要請の中で多角的なテーマで深堀されていることからも、明らかです。この戦略の持つ厚みはこれからも、ますます厚く、大きくなっていくことでしょう。

　本書の「はじめに」で、「おもしろき　ことも無き世を　おもしろく」という高杉晋作の辞世の句を取り上げました。読者のみなさんは、本書を読み終えて、ルーチンワークになって面白みに欠けてしまったヘルスプロモーションの活動に、少しでも面白い点を探し取ることができたでしょうか。願わくは、本書が研究や実践を楽しくさせてくれる発想やヒントを一つでも提供できたら、うれしく思います。

　最後に、別の辞世の句を取り上げます。私は、京都の清水寺を幾度も訪問しており、本堂の舞台に立つと、いつも参拝者の視線が気になっていました。ほとんどの来訪者は、舞台の右手下にある京都タワーを望む絶景美

に目が釘付けになっているのですが、私はそんなとき、「左手上を見上げてほしい」と心の中で叫んでしまいます。左手上に、三角形をした阿弥陀ケ峰が望めるからです。その山頂には、知る人ぞ知る豊臣秀吉が今も眠っています。豊臣家の抹殺を狙った徳川家康により、秀吉の廟堂は山頂の墓石とそこに至る長い石段を残してほとんどが壊されてしまいましたが、秀吉が清水の舞台の目先に眠っていることをほとんどの人は知らないのではないでしょうか。

　そんな有名な秀吉の辞世の句が、これです。

　露と落ち　露と消えにし　我が身かな　浪速のことも　夢のまた夢

　この意味は、自分は露のようにこの世に生を受け、また露のようにこの世から消えて死んで逝くが、浪速（難波）にある大阪城で過ごした優雅な日々は、夢の中で夢を見ているようなものだった、というものです。身一つで、天下人にまで上り詰めたかの秀吉だからこそ、臨終の場で「空」を悟ることができたのかもしれません。

　この世は、すべてが幻のようなものであるのなら、わが身の人生さえも幻のようなものであると、己の人生を極めた人だけが達することのできる、この超越した境地に至ってみたいものです。

　とはいえ、まだまだそんな境地の端くれにも達していない私は、これからも因果律を問い続け、ヘルスプロモーションとの道連れの日々を続けていきたい、と思っています。

　稿を終えるにあたり、本書出版に快くご協力いただき、適切なアドバイスや念入りな校正を手掛けてくれたライフ出版社の徳田武氏に感謝申し上げます。また、執筆を陰で支えてくれた愛する妻にも、ここで感謝の言葉を伝えたいと思います。

2021年12月
東京・駿河台を望む順天堂大学本郷・お茶の水キャンパスにて
湯浅資之

引用文献

〈第1章〉

湯浅資之、菅波茂、中原俊隆. プライマリ・ヘルス・ケアとヘルス・プロモーションの共通点・相違点－ヘルス・プロモーションの開発途上国適用への模索－. 日本公衆衛生雑誌 第48巻：513-520, 2001.

湯浅資之、吉田友哉、菅波茂、中原俊隆. プライマリ・ヘルス・ケアとヘルス・プロモーションの共通点・相違点－第2稿、人口・疾病・社会政治構造の視点から見た相違点－. 日本公衆衛生雑誌 第49巻：720-728, 2002.

湯浅資之、建野正毅、若井晋. 国際保健戦略における政治性から経済性重視への政策転換に関する考察. 日本公衆衛生雑誌 第50巻：1041-1049, 2003.

湯浅資之、中原俊隆. 公共システムに市場原理を導入した保健医療セクター改革（HSR）－統合化を模索する国際保健医療政策No.7. 公衆衛生 第71巻：165-168, 2007.

湯浅資之、三好知明、丸井英二. 国際保健における保健システム強化に関する近年の動向. 国際保健医療 第24巻：309-314, 2009.

湯浅資之、野村真利香、丸井英二. 国際政治経済と開発における国際保健医療. 国際保健医療 第25巻：1-10, 2010.

湯浅資之、丸井英二. 国際保健医療に対する国際政治経済の影響：主要5事例による検討. 国際保健医療 第26巻：1-9, 2011.

湯浅資之. プライマリヘルスケアの背後にヘルスプロモーションがある. Journal of International Health 33(2); 1-5, 2018.

島内憲夫、鈴木美奈子；ヘルスプロモーション・WHO：オタワ憲章、垣内出版、2013

島内憲夫、鈴木美奈子；ヘルスプロモーション・WHO：バンコク憲章、垣内出版、2012

松田正己、島内憲夫；みんなのためのPHC入門、垣内出版、1993

土生長穂編；開発とグローバリゼーション、柏書房、2000

デイヴィッド・ワーナー、デイヴィッド・サンダース著、池住義憲・若井晋監訳；いのち・開発・NGO －子どもの健康が地球社会を変える、新評論、1998

恩田守雄；開発社会学－理論と実践、ミネルヴァ書房、2001

マイケル・トダロ著、岡田靖夫監訳；M・トダロの開発経済学、国際協力出版会、1997

Marcos Cueto; The ORIGINS of Primary Health Care and SELECTIVE Primary Health Care, American Journal of Public Health 94(11): 1864-1874, 2004

WHO; The World Health Report 2008-Primary Health Care, Now More Than Ever, WHO press, 2008

〈第2章〉

湯浅資之、島内憲夫、中原俊隆. ヘルスプロモーションの基礎的諸概念に関する考察. 日本公衆衛生雑誌 第53巻：3-7, 2006.

湯浅資之、中原俊隆. エンパワーメント理論から見たプライマリヘルスケアとヘルスプロモーションの戦略分析に関する考察. 日本公衆衛生雑誌 第53巻：71-76, 2006.

湯浅資之、西田美佐、中原俊隆. ソーシャルキャピタル概念のヘルスプロモーション活動への導入に関する検討. 日本公衆衛生雑誌 第53巻：465-469, 2006.

湯浅資之、島内憲夫、中原俊隆. ヘルスプロモーションの階層化した諸概念－ヘルスプロモーションに関する国際・世界会議を総括して－. 公衆衛生 第71巻：263-268, 2007.

湯浅資之、中原俊隆. 社会関係資本による健康なまちづくりのプロジェクト構築に関する検討－

国際協力機構・東北ブラジル健康なまちづくりプロジェクトの事例から―. 民族衛生 第73, 70-77, 2007.

Yuasa M, De Sa RF, Pincovsky S, Shimanouchi N: Emergence model of social and human capital and its application to the healthy municipalities project in northeast Brazil. Health Promotion International 22: 292-298, 2007.

増田直樹、今野紀雄；「複雑ネットワーク」とは何か－複雑な関係を読み解く新しいアプローチ、講談社、2006

曽根智史、湯浅資之、渡部基、鳩野洋子；健康行動と健康教育－理論、研究、実践、医学書院、2006

今田高俊；社会学研究法・リアリティの捉え方、有斐閣、2000

パウロ・フレイレ著、小沢有作、楠原彰、柿沼秀雄、伊藤周訳；被抑圧者の教育学、亜紀書房、1979

ロバート・チェンバース著、野田直人・白鳥清志監訳；参加型開発と国際協力－変わるのはわたしたち、明石書店、2000

ロバート・チェンバース著、野田直人監訳；開発の思想と行動－「責任のある豊かさ」のために、明石書店、2007

佐藤寛編；援助と社会関係資本－ソーシャルキャピタル論の可能性、アジア経済研究所、2001

宮川公男、大守隆編；ソーシャルキャピタル－現代経済社会のガバナンスの基礎、東洋経済新報社、2004

K. Glanz, B. Rimer, F. M. Lewis Edit.; Health Behavior and Health Education Theory, Research, and Practice 3rd Edit. JOSSEY-BASS, 2002

World Bank; World Development Report 1993-Investing in Health: World Development Indicators, Oxford University Press, 1993

World Bank; World Development Report 2000/2001-Attacking Poverty, Oxford University Press, 2000

WHO Commission on Social Determinants of Health; Closing the gap in a generation-Health equity through action on the social determinants of health, WHO Press, 2008

WHO; The World Health Report 2000-Health Systems: Improving Performance, WHO Press, 2000

〈第3章〉

湯浅資之、中原俊隆. ヘルスプロモーション戦略に基づく統合型学校保健政策（FRESH）－統合化を模索する国際保健医療政策No.4. 公衆衛生 第70巻：900-904, 2006.

Yuasa M, Sirayama Y, Osato K. Miranda C. Condore J. Siles R. Cross-sectional analysis of self-efficacy and social capital in a community-based healthy village project in Santa Cruz, Bolivia. BMC International Health & Human Rights doi: 10.1186/s12914-015-0054-y, 2015.

湯浅資之. 戦後20年間でなぜ日本の農村は劇的に健康改善を達成できたのか？－健康の決定要因別政策介入に関する仮説の検討. 日本公衆衛生雑誌 第64巻：123-132, 2016.

スティーヴン・マンフォード、ラニ・リル・アンユム著、塩野直之、谷川卓訳；哲学がわかる―因果性、岩波書店、2017

マイケル・マーモット著、鏡森定信、橋本英樹監訳；ステータス症候群－社会格差という病、日本評論社、2007

佐藤寛編；参加型開発の再検討、アジア経済研究所、2003

水野正己、堀口正編著；世界に広がる農村生活改善、晃洋書房、2019

若月俊一；村で病気とたたかう、岩波新書、1971

南木佳士；信州に上医あり－若月俊一と佐久病院－、岩波新書、1994

及川和男；「あきらめ」を「希望」に変えた男－沢内村長・深沢晟雄の生涯、日本経済新聞社、2001

及川和男；村長ありき－沢内村・深沢晟雄の生涯、れんが書房、2008
太田祖電、増田進、田中トシ、上坪陽；沢内村奮戦記－住民の生命を守る村、あけび書房、1983
大門正克；全集日本の歴史・第15巻：戦争と戦後を生きる、小学館、2009
Institute for International Cooperation, Japan International Cooperation Agency; Japan's Experiences in Public Health and Medical Systems, Institute for International Cooperation, Japan International Cooperation Agency, 2005

〈第4章〉
湯浅資之、金子恵、安齋寿美玲. 持続可能な開発のための2030アジェンダ（SDGs）：ユニバーサリティとコンバージェンスの視点による考察. 国際保健医療 第32巻：17-26, 2016.
内橋克人；もうひとつの日本は可能だ、光文社、2003

〈第5章〉
ダニエル・カーネマン著、村井章子訳；ファスト＆スロー－あなたの意思はどのように決まるのか？（上）（下）、早川書房、2014
デイヴィッド・リンデン著、岩坂彰訳；快感回路－なぜ気持ちいいのか、なぜやめられないのか、河出書房新社、2012
ジョナサン・ハイト著、高橋洋訳；社会はなぜ左と右に分かれるのか－対立を超えるための道徳心理学、紀伊國屋書店、2014
角田忠信；日本語人の脳－理性・感性・情動、時間と大地の科学、言叢社、2016
小室直樹；日本人のための宗教原論－あなたを宗教はどう助けてくれるのか、徳間書店、2000
ヴィクトール・フランクル著、池田香代子訳；夜と霧、みすず書房、2002
ヴィクトール・フランクル著、山田邦男、松田美佳訳；それでも人生にイエスと言う、春秋社、1993
佐藤勝彦；「量子論」を楽しむ本－ミクロの世界から宇宙まで最先端物理学が図解でわかる！、PHP研究所、2000
松浦壮；量子とはなんだろう－宇宙を支配する究極の仕組み、講談社、2020
マチウ・リカール、チン・スアン・トゥアン著、菊池昌実訳；掌の中の無限－チベット仏教と現代科学が出会う時、新評論、2003

〈第6章〉
ハンス・ロスリング、オーラ・ロスリング、アンナ・ロスリング・ロンランド著、上杉周作、関美和訳；ファクトフルネス―10の思い込みを乗り越え、データを基に世界を正しく見る習慣、日経BP社、2019
貝塚啓明、財務省財務総合政策研究所編著；持続可能な高齢社会を考える―官民の「選択と集中」を踏まえた対応、中央経済社、2014

ゆ あさ　もと ゆき
湯浅　資之

◎著者略歴
順天堂大学国際教養学部グルーバルヘルスサービス領域教授。
医学博士。東京都出身。北海道大学医学部卒業後、北海道庁、北海道静内保健所長を経
て、国際協力機構（JICA）の専門家として、フィリピン国保健省。国立国際医療研究
センターからブラジル国ペルナンブコ連邦大学へ長期派遣。帰国後、北海道大学医学
部、順天堂大学医学部を経て、現職。日本ヘルスプロモーション学会常任理事。順天堂
大学グローバルヘルスプロモーションリサーチセンター所長。専門は、公衆衛生学、国
際保健学。共著書に『みんなの保健計画策定マニュアル』（医学書院）、『火曜日はマー
シーの日―フィリピン母子保健の10年』（ぱる出版）、『国際看護・国際保健』（弘文堂）、
『国際保健医療学』（杏林書院）、『南米・ボリビアの青空に舞う－心をむすぶ保健医療協
力の歩み』（悠光堂）ほか。

ヘルスプロモーションの原点回帰

知れば深まる!
健康政策とグローバルヘルスの立脚点としての
ヘルスプロモーション戦略

2021年12月3日　第1刷発行

著　者　湯浅 資之
発行者　株式会社ライフ出版社
　　　　〒101-0065東京都千代田区西神田2-7-11北村ビル202
　　　　TEL03-6261-5980　FAX03-6261-5981
　　　　E-mail　public-health@clock.ocn.ne.jp

デザイン　株式会社フレックスアート
印刷所　シナノ書籍印刷株式会社

ISBN 978-4-908596-03-2　　　©2021 Printed in Japan

書籍

健康なまちづくりのエッセンス
社会創造的な展開がつくる「健康なまち」—Health Promotionのヒント

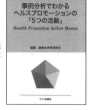

「Think Globally! Act Locally!」に徹する著者が、自治体支援で体感した「健康なまちづくりのヒント」と函館新聞のエッセイ「健康なまちづくりのエッセンス」をまとめた一冊。健康決定要因のコントロールの主体を「人々」に置き、「自らの健康」を重視したところにバンコク憲章の意義があるとする筆者が「ヘルスプロモーションは医学的・保健的なアプローチを超え、社会創造的な展開を必要としている」と訴える。

東洋大学ライフデザイン学部健康スポーツ学科教授・齊藤恭平
A5版・150頁　　定価 2,500円（本体）＋税　　ISBN978-4-908596-02-5

書籍

事例分析でわかる
ヘルスプロモーションの「5つの活動」

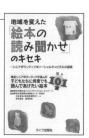

ヘルスプロモーションの定義を再確認し、活動を展開するためのヒントを探る。狭義の健康増進活動からヘルスプロモーション本来の戦略への転換、言い換えれば、医学モデルから社会モデルへの転換という文脈のもと、現場の具体的事例を取り上げ、「ヘルスプロモーションの5つの活動」の観点で解説的に検証した一冊。

健康社会学研究会
B5判・192頁　　定価 2,500円（本体）＋消費税　　ISBN978-4-908596-00-1

書籍

地域を変えた「絵本の読み聞かせ」のキセキ
シニアボランティアはソーシャルキャピタルの源泉
現役シニアボランティアが選んだ子どもたちに何度でも読んであげたい絵本 続々101選

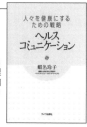

地域を丸ごと元気にするヘルスプロモーションプログラムとしてのシニアによる絵本の読み聞かせ徹底ガイド。超高齢社会を乗り切るための「社会参加」「健康づくり」「認知症予防」の切り札である読み聞かせシニアボランティアの10年間のキセキ（軌跡・奇跡）とエビデンスを網羅。子どもたちや子育て世代はもちろん、高齢者をも支えるこれからのシニアの「社会参加」のあり方を 実践活動から提言する。

東京都健康長寿医療センター研究所社会参加と地域保健研究チーム研究部長　藤原佳典ほか
四六判変形・336頁　　定価 2,000円（本体）＋税　　ISBN978-4-9903996-9-6

書籍

人々を健康にするための戦略
ヘルスコミュニケーション

WHOが戦略として位置づけたヘルスコミュニケーション。本書では、行動変容のステージモデル、行動経済学、ソーシャル・マーケティング、イノベーション普及理論、組織変容の4段階モデルなど40を超える理論やモデルをわかりやすく解説。「個人」「集団」「社会」の行動変容に不可欠な「戦略としてのヘルスコミュニケーション」を学ぶための待望の一冊。

健康社会学者・博士（保健学）　蝦名玲子
A5判・288頁　　定価 4,000円（本体）＋税　　ISBN978-4-9903996-1-0

超高齢社会を生きる医療保健福祉従事者なら知っておきたい!!
生活を分断しない医療
医療に「依存」する時代から 医療を生活資源として「活用」する時代へ

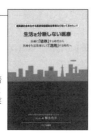

欧米が70年代、80年代に「医療の限界」を経験したのと対照的に、そのプロセスを踏まずに来たわが国が直面する超高齢社会における健康づくり、介護予防をはじめとした医療保健福祉の方向性をわかりやすく解説。患者の生活を分断しない病院、事業所、地域のあり方を急性期病院で改革に当たる行政経験豊富な筆者が提言する。

愛媛大学医学部附属病院医療福祉支援センター長 櫃本真聿
四六判変形・256頁　　定価 2,000円（本体）＋税　　ISBN978-4-9903996-5-8

地域包括ケアに欠かせない
多彩な資源が織りなす地域ネットワークづくり
高齢者見守りネットワーク『みま～も』のキセキ

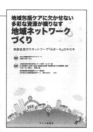

専門職たちが地元密着型の百貨店や建設会社、商店街などの地域資源とつながり合って高齢者を見守り、地域全体で支えていく「おおた高齢者見守りネットワーク・みま～も」。話題沸騰の「SOSキーホルダー」「みま～もレストラン」といったユニークな取り組みのプロセスを余すところなく紹介。地域を超高齢社会仕様に変容させるネットワークづくりのヒント満載の一冊。

大田区地域包括支援センター入新井センター長、牧田総合病院医療福祉部・在宅医療部部長 澤登久雄／東京都健康長寿医療センター研究所社会参加と地域保健研究チーム 野中久美子　ほか
A4判・120頁　　定価 2,500円（本体）＋税　　ISBN 978-4-9903996-4-1

健理学のススメ
―これからの健康支援活動を考えるヒント

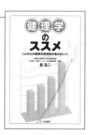

健理学とは、豊かに生きるための健康支援方法を考える基礎理論の一つ。リスク因子よりもサルート因子を重視し、セルフケアやエンパワメントなどを応用し、専門家による価値づけをせずに、本人と支援者が相互に成長していくプロセスを尊重する考え方である。脱・医療モデルを意図した新しい時代の健康支援活動を担う専門職のためのガイドブック

首都大学東京 都市環境学部 大学院・都市システム科学専攻域・教授　星旦二
A5判・144頁　　定価 2,000円（本体）＋税　　ISBN978-4-9903996-7-2

シニア向け
ノルディックウォーキング・ポールウォーキング GUIDEBOOK
超高齢社会のウォーキング・イノベーションの知識と技術、そして展開方法

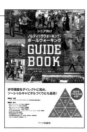

超高齢社会を元気にする切り札がシニア向けノルディックウォーキング・ポールウォーキング。ポールの使用で転倒不安が減少し、下肢筋力やバランス機能、歩行機能がダイレクトに改善するため、フレイルや認知症等の予防はもちろん、ソーシャルキャピタル醸成にも資するツール。本書は、シニア向けの基本メソッドや、実践事例、指導時の注意点などを解説した一冊。

ノルディックウォーキング・ポールウォーキング推進団体連絡協議会
A4判・216頁　　定価 2,500円（本体）＋税　　ISBN978-4-9903996-8-9

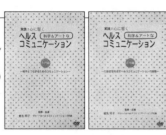